Andreas Winter

Die Psychologie des Jungbleibens

So drehen Sie Ihre biologische Uhr zurück

Haben Sie Fragen an den Verlag?
Anregungen zum Buch?
Erfahrungen, die Sie mit anderen teilen möchten?

Nutzen Sie unsere sozialen Netzwerke:
www.mankau-verlag.de/forum

mankau

Bibliografische Information der Deutschen Nationalbibliothek
Die Deutsche Nationalbibliothek verzeichnet diese Publikation in der Deutschen Nationalbibliografie; detaillierte bibliografische Daten sind im Internet über http://dnb.d-nb.de abrufbar.

Andreas Winter
Die Psychologie des Jungbleibens
So drehen Sie Ihre biologische Uhr zurück
ISBN 978-3-86374-649-0
1. Auflage 2022

Mankau Verlag GmbH
D-82418 Murnau a. Staffelsee
Im Netz: www.mankau-verlag.de
Soziale Netzwerke: www.mankau-verlag.de/forum

Lektorat: Dr. Thomas Wolf, MetaLexis
Endkorrektorat: Susanne Langer-Joffroy M. A., Germering
Umschlag: Andrea Barth, Guter Punkt GmbH & Co. KG, München
Gestaltung Innenteil: Mankau Verlag GmbH

Illustrationen: sunnychicka – stock.adobe.com (8);
BrAt82 – stock.adobe.com (14/15); neurobite – stock.adobe.com (34/35);
Photographee.eu – stock.adobe.com (92/93); fotomowo – stock.adobe.com (114/115); Dmytro – stock.adobe.com (170/171); privat (179)

Energ. Beratung: Gerhard Albustin, Raum & Form, Winhöring

Druck: Druckerei C. H. Beck, Nördlingen

MIX
Papier aus verantwortungsvollen Quellen
FSC® C019821
FSC www.fsc.org

Inhalt

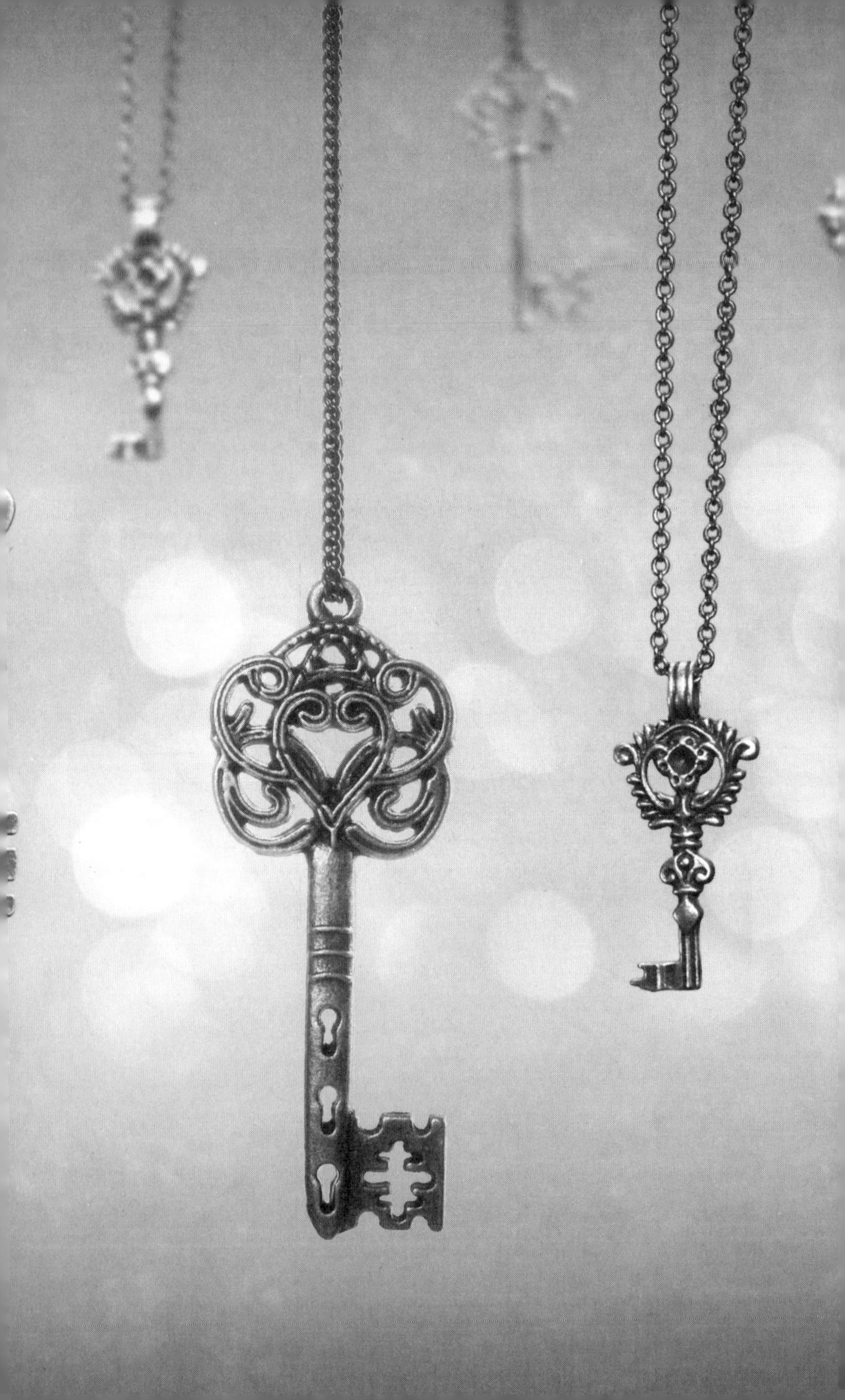

Vorwort

von Johann Nepomuk Maier

Alt zu werden und jung zu bleiben ist das höchste Gut.
Deutsches Sprichwort

»Wie alt ich eigentlich schon bin? Ich weiß es nicht – ebenso wenig, wie jung ich noch sein werde.«
Friedrich Wilhelm Nietzsche

Jedes Zeitalter hat seine Weltanschauung. Und das derzeitige Weltbild, welches wir uns in den letzten rund 300 Jahren durch gezielte Analyse der Natur und des Kosmos erarbeitet haben, indem wir vieles sozusagen bis auf den Grund des Seins zerlegt haben, hat uns ins 21. Jahrhundert katapultiert. Was vor wenigen Jahrhunderten noch undenkbar war, ist jetzt Realität: Wir fliegen um die Welt, wir kommunizieren in Echtzeit mit allen Winkeln dieser Erde, und wir haben Techniken entwickelt, welche unsere Medizin revolutioniert haben. Ein Jahrhundert der Superlative in jeder Hinsicht. Und das wollen wir alles auskosten bis zum letzten Atemzug. Wir alle möchten ein möglichst langes Leben, mit viel Spaß, Freude und Gesundheit.

War die Lebenserwartung im Jahr 1800 noch bei knapp 30 Jahren, sind wir nun weltweit bei weit über 70 Jahren und in manchen Ländern sogar bei über 80 Jahren. Die Errungenschaften der modernen Medizin, Hygiene, ausreichend Nahrung und der Zugang zu sauberem Trinkwasser haben zumindest in den westlichen Ländern der Welt dafür gesorgt, dass wir viel älter werden als unsere Altvorderen. Dennoch ist die Suche nach dem Jungbrunnen so alt wie die Menschheit und noch lange nicht zu Ende. In der Bibel lesen wir von Menschen wie Methusalem, der im Alter von 187 Jahren noch viele Kinder zeugte, sich weitere 782 Jahre lang seines Lebens erfreute und erst mit im wahrsten Sinne des Wortes biblischem Alter von 969 Jahren die Lebens-Welten wechselte. Und Methusalem ist nicht der Einzige, von dem hier berichtet wird. Doch plötzlich hörte der Menschen auf, so lange gesund zu leben. Was ist da geschehen? Alles vielleicht doch nur Mythos und Legende? Wir wissen es (noch) nicht.

Offensichtlich ist uns in Laufe der Evolution etwas verloren gegangen, das dieses lange Leben auch ohne viel Technik und Medizin begünstigt. Jeder möchte alt werden, aber nicht altern. Und schon der Schlager von Udo Jürgens bringt es zum Ausdruck: »Mit 66 Jahren, da fängt das Leben an ...«. Die Wissenschaft ist schon lange auf der Suche nach dem Grund des Alterns und findet immer wieder neue biologische Ansätze, die hier eine Rolle zu spielen scheinen. Die einen sind sich sicher, dass die Natur eigentlich für uns nur eine Lebenserwartung von rund 25 Jahren vorgesehen hatte; die anderen versuchen, mit aller Macht den Gesetzen der Natur zu trotzen, indem sie postulieren, dass wir in 30 Jahren nicht mehr sterben müssen, wenn wir es schaffen, verschlissene Körperteile durch neue zu ersetzen und nebenbei unser Bewusstsein auf einer Festplatte zu sichern und herunterzuladen. Die Bewegung des Transhumanismus – also die Verschmelzung von Mensch und Maschine – ist vielleicht für viele Forscher dieser Welt, die noch extrem dem materialistischen Weltbild verhaftet sind, auch eine intellektuelle Herausforderung, um das Altern zu stoppen. Ich bin sicher, dass diese Forschungen doch sehr stark an Frankenstein erinnern und zu guter Letzt wohl nichts Gutes verheißen.

Die Geschichten in der Bibel zeigen uns, dass es noch andere Möglichkeiten zu geben scheint, ein langes und zufriedenes Leben zu führen. Das Streben nach Glück und Zufriedenheit ist ein starker Aufmerksamkeitsmotivator in unserem Leben. Immer wenn wir hören, was uns glücklich machen könnte, sind wir zur Stelle und möchten gerne mehr darüber erfahren. Hat Glück etwas mit einem langen Leben zu tun?

Erst vor Kurzem ist eine Studie erschienen mit dem Titel: »Ein psychologisch reiches Leben: Jenseits von Glück und Sinn«. Laut dieser Studie, die in der wissenschaftlichen Zeitschrift »Psychological Review« veröffentlicht wurde, sind nicht unbedingt Glück und Sinn die Zutaten zu einem »guten« Leben. Die Autoren der Studie, die Sozialpsychologen Shigehiro Oishi von der University of Virginia und Erin C. Westgate von der University of Florida, haben herausgefunden, dass vielen Menschen ein »psychologisch reiches Leben« (»psychologically rich life«) ebenfalls wichtig ist.

Tagtäglich fragen sich Menschen auf der ganzen Welt, was der Sinn des Lebens ist – oder wie sie glücklicher werden können. Das Relevanteste sei, ein psychologisch reiches Leben zu haben anstatt ein angenehmes. Denn der Wert liegt tatsächlich darin, verschiedene Perspektiven im Leben einnehmen zu können. Laut der Studie gilt dies nicht nur für wohlhabende, gebildete und demokratische Gesellschaften. Oishi und Westgate zufolge bietet ihre Forschung über den psychologischen Reichtum einen Ansatz, wie die Menschen ihr Leben optimieren können, um es für sie »besser« zu machen.

Und hierin finden wir schon einen Hinweis darauf, welche Rolle unsere Psyche spielt für ein Leben, das uns nicht nur geistig, sondern auch körperlich jung hält. Andreas Winter führt Sie mit seinen brillanten Ausführungen durch die geistigen Pfade des Alterns und des Jungbleibens. Er zeigt Ihnen Faktoren auf, die zu Stress führen und dann zu Krankheiten. Wir werden in ein Leben hineingeboren, bei dem wir schon im Mutterleib oftmals Erfahrungen mitbekommen, welche uns für unser künftiges Sein prägen und konditionieren. Von klein auf verinnerlichen wir Glaubenssätze, wie wir zu leben haben, was für uns gut oder nicht gut ist und was die Familie, die Schule, die Gesellschaft und die Wirtschaft von uns erwarten. Viele dieser Glaubenssätze helfen uns zwar, schneller das zu finden, was unser Leben bereichert, jedoch sind auch viele davon für Stress und Disharmonie verantwortlich.

Andreas zeigt auf, dass unsere Psyche eine entscheidende Rolle dabei spielt, wie schnell wir altern, und welche Möglichkeiten, welche Tools wir verwenden können, um den scheinbar unveränderlichen Gesetzen des Alterns zu trotzen.

Wissen ist Macht und damit auch ein mächtiges Werkzeug, um lange jung zu bleiben. Dieses Buch ist ein grandioses Werk, das nicht am grünen Tisch ausgedacht wurde, sondern mit der Weisheit jahrzehntelanger Forschungs- und Praxisarbeit und den Erkenntnissen verborgener psychischer Aktivitätsmuster des Unbewussten geschrieben wurde.

Manche Dinge sind so einfach, dass es kaum zu fassen ist, dass sie so funktionieren. Probieren geht über Studieren – auch so eine Aussage, die mehr Wahrheit in sich trägt, als man gemeinhin zugeben möchte. Die Beispiele im Buch von Andreas zeigen anschaulich, wie wir oftmals in destruktiven Denkprozessen und Verhaltensmustern gefangen sind und nicht mehr selbst den Ausweg finden können. Deshalb ist es oftmals wichtig, sich von einem Experten auf dem Gebiet der Psyche beraten und coachen zu lassen. In diesem Buch finden Sie aber auch eine Menge an Tipps und Ratschlägen, die Sie vom ersten Moment an umsetzen und mit deren Hilfe Sie augenblicklich die Verjüngung Ihres Körpers starten können. Verlieren Sie also keine Zeit. Denn es ist Ihre Zeit, es ist Ihr Leben, und mit jedem Baustein der Erkenntnisse aus diesem Buch drehen Sie Ihre biologische Uhr weiter zurück. Ein Verjüngungsbaustein ist kaum zu überbieten: die Liebe. Legen Sie los, und Sie werden Wunder erleben. Denn die Liebe ist der »Baustoff des Kosmos«, so Prof. Dr. Hans-Peter Dürr, und in jedem Augenblick wird damit die Welt neu erschaffen. Erschaffen auch Sie sich in jedem Augenblick neu, und schöpfen Sie aus dieser Kraft der Liebe, der Unendlichkeit, damit Sie lange jung und gesund bleiben.

Johann Nepomuk Maier
Autor, Moderator und Filmemacher

1. Warum sehen Sie gut aus – und warum nicht immer?

»All we've ever wanted is to look good naked«
(Alles, was wir immer wollten, ist nackt gut auszusehen)
Der Popsänger Robbie Williams in seinem Song »Bodies«

Aha! Also nackt gut aussehen wollen wir. Eine glatte Haut haben, definierte Muskeln, wohlgeformte Proportionen im Spiegel betrachten. Das alles wünschen wir uns? Wissen Sie was? Sie sind nackt! Auch in voller Montur angekleidet, sieht man uns allen auf den ersten Blick an, ob wir vorgealtert sind, uns hinter Schminke und getönten Haaren verstecken und mit betont jugendlicher Kleidung so tun, als läge der Zenit noch weit vor uns. Ebenso spürt jeder, ob wir unser Leben lang schwere emotionale Brocken geschleppt und darunter fürchterlich gelitten haben, weil wir eigentlich auf ein schöneres Leben gehofft hatten. Denn jeder merkt es sofort, wenn wir nicht authentisch sind. Man kann es nicht verbergen, ob wir gegen das Altern kämpfen und eine Jugendlichkeit vortäuschen, die nicht vorhanden ist, wahrscheinlich nie vorhanden war, weil man sie uns im Teenageralter gestohlen hat. Kaum einer spricht diese offensichtliche Disharmonie unseres Äußeren an, denn wir wollen ja keinem auf die Füße treten. Wir sind ja höflich. Aber wir verdrehen innerlich die Augen, wenn jemand nicht so aussieht, wie es zu seiner Stimme, seiner Körperhaltung, seinen Augen passt. Man misstraut dem Bluff, denn jeder weiß, dass mit Attraktivitätsbetrügern irgendetwas nicht stimmen kann.

Was wollen Sie aber wirklich, wenn Sie Anti-Faltencremes, Botox, Hyaluron und Gurkenmasken verwenden? Welcher Wunsch steckt tatsächlich hinter Fettabsaugen, Hautliften und Haarverpflanzung? Geht es wirklich um die Erhaltung der Jugendlichkeit? Wozu soll das eigentlich gut sein?

Und was hat Jungbleiben mit Psychologie zu tun? Ist es nicht eine Frage der Zeit, ob wir altern oder nicht? Weiß nicht jeder, dass an uns allen der Zahn der Zeit nagt, wir im Alter gebrechlich werden und dass uns Altersdiabetes, Altersfehlsichtigkeit und Altersschwäche irgendwann todsicher heimsuchen?

Aber was ist dann mit den Volksweisheiten? Es heißt doch: »Die Zeit heilt alle Wunden«, »Alter schützt vor Liebe nicht, aber Liebe vor dem Altern« und »Alter macht weise«.

Ich verrate Ihnen die Antwort auf diese Fragen, denn es geht um Stress. Stress macht alt. Jeder möchte seinen alltäglichen psychosozialen Stress loswerden. Der Wunsch, jugendlich attraktiv und makellos zu sein, ist die tief verborgene Sehnsucht danach, sich nicht länger angreifbar, belastet und abgelehnt zu fühlen. Eigentlich wollen wir doch alle etwas Bewunderung, Aufmerksamkeit oder zumindest unsere Ruhe. Doch die meisten glauben, dies mit Äußerlichkeiten erreichen zu können. Der Unruheherd brodelt aber im Inneren. Dort, im schlechten Gewissen, sitzen die nimmermüden Kritiker und peitschen uns mit ihren gut gemeinten Ratschlägen und Warnungen durchs Leben – und verursachen Stress. Chronischen Stress, der uns nicht nur alt aussehen lässt, er lässt uns tatsächlich altern! Ihre Lebenserwartung ist ein scheues Reh. Je mehr Sie mit Gewalt abnehmen, desto schrecklicher sehen Sie nicht nur aus, wenn Sie plötzlich schlank sind, Sie steigern damit das Risiko für Kreislaufversagen und Herzmuskelschwäche. Je mehr Sie sich dazu zwingen, gesund zu leben, desto belasteter sind Sie. Vergrößern Sie chirurgisch Ihr Dekolleté, obwohl die bisherige Körbchengröße zu Ihrem Charakter passte, wirken Sie unter Umständen nicht weiblich, sondern vulgär. Wächst Ihr Busen jedoch parallel zu Ihrem neuen weiblichen Selbstwertgefühl aufgrund eines wiederhergestellten hormonellen Gleichgewichts, wirken Sie dadurch fraulich und respektabel – und das ohne Schnitte, Narben und Nebenwirkungen.

Ich zeige Ihnen in diesem Buch, wie Sie das Feld von hinten aufrollen, also wie Sie stressfest und selbstsicher werden und dadurch vitaler, knackiger, attraktiver und gesünder.

Es geht darum, wie Sie Ihre verstreichende Lebenszeit dazu nutzen, wieder der Mensch zu werden, der Sie von Anfang an sein wollten, bevor die Lasten des Lebens auf Ihren Schultern landeten.

Anti-Aging, also die biologische Uhr zu stoppen und zurückzudrehen: das Gegenprogramm zum Alterungsprozess, – allein der Ausdruck dürfte doch viele Menschen schon provozieren. Gilt Altern doch allgemein als unumkehrbar. *Unumkehrbar* vielleicht, aber *unabwendbar*? Die Frage nach dem ewigen Jungbrunnen ist gewiss nicht neu: Hunderte von sehr guten und umfangreichen Büchern sind bereits zu dem Thema erschienen. Gesunde Ernährung und viel Bewegung gelten als gängige Rezeptempfehlungen für Anti-Aging. Dennoch glaube ich, noch ein Quäntchen mehr beisteuern zu können, welches das Erhalten oder Wiedererreichen der persönlichen Vitalität für den Leser etwas praxisnäher und anwendbarer macht. Denn unsere Vorväter haben sich sicherlich besser ernährt und mehr bewegt als wir, sind aber viel früher gealtert. Es muss also noch etwas fehlen. Was das sein könnte, davon handelt dieses Buch.

Ich betrachte Themen der Bereiche Gesundheit und Verhalten aus tiefenpsychologischer Sicht.[1] Damit zeige ich Aspekte des Lebens, die Ihnen vielleicht zunächst etwas fremd vorkommen mögen. Ich, Andreas Winter, arbeite in meinem Institut mit Analysen, Ableitungen und Reflexionen, um psychische Prozesse bewusst zu machen. Diese Arbeit ermöglicht unseren Klienten, sich aus schädlichen Verhaltensmustern und damit auch von stressbedingten körperlichen Symptomen zu befreien – allein durch eine Erkenntnis!

Dass unsere Emotionen einen Einfluss auf den Körper haben, ist nicht neu. Der Begründer des autogenen Trainings, Prof. Dr. Johannes Heinrich Schultz (1884 – 1970), einst Schüler des Wiener Tiefenpsychologen Sigmund Freud, forderte bereits vor einhundert Jahren Ärzte dazu auf, »das Seelische als biologische Höchstfunktion« anzuerkennen, und trat damit zugleich für eine »Psychologisierung des Arztes« ein, sowohl in diagnostischer als auch in therapeutischer Hinsicht. Weiter erklärte er: »Vom Arzt fordert es keine Schulgläubigkeit, sondern Aufgeschlossenheit und die Anerkennung der ganzen anthropologischen (menschlichen, Anm. d. A.) Wirklichkeit.« Schultz hat damals schon erkannt, dass offenbar die Psyche und der gesamte unterbewusste Bereich ausschlaggebend für verschiedene Krankheitsbilder sind. Leider scheint er unter den Medizinern der einsame Rufer in der Wüste zu sein, denn das Geschäft läuft gut für Big Pharma. In der Frankfurter Allgemeinen Sonntagszeitung vom 22. August 2021 schreibt der Journalist Sebastian Balzter über den »Angriff auf das Altern« als das nächste große Milliardengeschäft der Pharmakonzerne. So untersucht z.B. eine US-amerikanische Arzneimittelstudie an 3.000 Teilnehmern, ob das Diabetes-Mittel Metformin nicht nur gegen typische Alterskrankheiten wie Alzheimer, Krebs, Demenz hilft, »sondern gegen das Altern überhaupt«. Langfristiges Ziel der Pharmaunternehmen sei dabei die Abschaffung des Alterns, wie wir es kennen, mithilfe der Genforschung. Es ist nicht so, dass die Medizin sich nicht bemüht, die Lebenserwartung zu erhöhen – schließlich verdient der Arzt nur am lebendigen Patienten. Doch die Mittel dazu sollen nach deren Willen nicht etwa der gesunde Menschenverstand und eine gesunde Lebensweise sein, sondern verschreibungspflichtig. Die Ausgaben für Gesundheitsleistungen steigen im Schnitt jährlich um drei bis fünf Prozent und betrugen im Jahr 2020 rund 425 Milliarden Euro! Das sind rund 5.000 Euro pro Kopf, vom Säugling bis zum Greis, und weit über eine Milliarde Euro pro Tag! Würde man, anstatt dem Flickwerk der Medizinindustrie zu frönen, lieber psychosomatische Ursachenbekämpfung fördern, so ließen sich diese Kosten innerhalb eines Jahres mehr als halbieren, wage ich zu behaupten.

Doch das Unterbewusstsein ist in unserem Kulturkreis noch immer ein fremdes Tier. Vielen Menschen fällt es schwer zu verstehen, dass unsere Handlungen oft unbewussten Gedanken und damit im Grunde unseren verborgenen Wünschen und Bedürfnissen entsprechen. Wir neigen viel eher dazu, uns über unser Verhalten zu ärgern, uns dafür zu schämen oder sogar selbst zu hassen, anstatt es einfach zu ergründen und dann zu ändern. Doch spätestens dann, wenn die Auswirkungen unserer eigenen Gedanken uns krank machen oder gar zu töten drohen, sollten wir die Gelegenheit ergreifen, unseren geistigen Horizont zu erweitern und die schädliche Lebensweise damit zu regulieren. Hierfür braucht man übrigens weder Disziplin noch gute Vorsätze, sondern lediglich ein paar Erkenntnisse.

Um diese Erkenntnisse soll es nun gehen.

Sie wollen an sich etwas verändern oder erreichen? Dann machen Sie sich bereit für etwas, das Sie wahrscheinlich schon längst wussten, aber vielleicht nie ernst genommen haben – das Wissen darüber, wie man vital bleibt.

Viele Fragen – eine Antwort

Seltsam: Menschen werden von Generation zu Generation immer älter, jedoch scheint die Verlängerung der Lebensdauer großer Haus- und Nutztiere hingegen trotz verbesserter tierärztlicher Versorgung ausgeschöpft zu sein. Könnte es sein, dass wir Menschen mit unserer statistischen Lebenserwartung von etwa 80 Jahren[2] noch längst nicht am Ende, also auch längst nicht alt sind?

Wie kann es sein, dass Zwillinge, also nahezu erbidentische Menschen, unterschiedliche äußere Altersmerkmale, wie etwa Falten oder graues Haar, aufweisen?

Wie schaffen es einige Tiere, dreimal so alt zu werden wie wir? Und das in freier Wildbahn!

Sicherlich ist Ihnen schon einmal aufgefallen, dass ein Mensch nach einem schweren Schicksalsschlag überaus schnell graues Haar und Falten bekommt, obwohl diese Erscheinungen doch dem Alter zugeschrieben werden und damit an objektiv messbare Zeit gebunden sein müssten. Ich habe Fälle erlebt, in denen solcherweise ergrauten Haare nach einigen Tagen wieder ihre kräftige Farbe zurückerhalten.

Und letztlich: Wie kommt es, dass ein verwitweter Mensch nach langer Zeit des Trauerns wieder besser aussieht und agiler wird, nachdem er sich in einen neuen Partner verliebt hat? Wie kann das sein, wenn doch das Altern angeblich genetisch bedingt und unumkehrbar ist?

Antwort: Weil der körperliche Alterungsprozess maßgeblich von der Erfüllung Ihrer persönlichen Absicht beeinflusst wird und nicht nur von gelebter Zeit! Was einen Menschen jung sein lässt, ist die Erfahrung, *gestaltungsfähig* und damit selbstbestimmt zu sein. Weshalb Menschen im Alter dennoch nicht wie Teenager aussehen können, wird durch einen Prozess verursacht, den ich *Reife* nenne. Differenziert man zwischen *Alter* und *Reife*, tun sich plötzlich Welten von Möglichkeiten der Agilität und Vitalität auf.

Ich möchte Ihnen Schritt für Schritt helfen, das Altern zu stoppen und das Reifen zu starten. Die hierdurch erworbene Authentizität erzeugt in der Regel einen Attraktivitäts- und Gesundheitsschub!

So geschehen bei einer Klientin aus dem Jahre 2003. Obwohl ich als Coach schon einiges erlebt hatte, ist mir dieser Fall noch gut in Erinnerung. Die attraktive 42-Jährige trug einen dunkelbraunen Pagenschnitt mit einer modischen hellgrauen Strähne. Sie war schlank und wirkte sportlich. Doch zwanzig Jahre lang schon hatte Sonja schwere Akne im Gesicht. Sie vermutete bereits, dass dies ein Anzeichen von chronischem Stress war, weil, wie sie wusste, Stresshormone auch über die Haut ausgeschieden werden können. So suchte sie mich schließlich auf, um ihren Hautproblemen ein Ende zu bereiten.

Welche Art von Stress sie hatte, fanden wir gemeinsam in Hypnose heraus. Sie sprach über Verlustängste und Angst vor dem Alleinsein. Der tragische Umstand, ein alleingeborener Zwilling zu sein, war die Ursache. Tod und Verlust hatte sie schon im Mutterleib erlitten. Nachdem wir einige Zeit mit der Bewältigung verbracht und ihr Trauma unschädlich gemacht hatten, erzählte mir Sonja in diesem Zusammenhang, dass ihre graue Strähne nicht gefärbt war, sondern nach einem Trauerfall, dem Tod ihres Vaters vor einigen Monaten, über Nacht erschienen war. Ich hörte zwar davon, dass es so etwas geben mochte, aber gesehen hatte ich das bis dahin noch nicht. Wir verabschiedeten uns und verblieben so, dass sie sich in einigen Wochen bei mir melden sollte.

Da ich trotz aller Tests und Methoden niemals sicher sein kann, ob das Coaching nun den erhofften Durchbruch gebracht hat, bitte ich meine Klienten stets, mir bald eine kurze Rückmeldung zu geben. Rund vier Wochen später rief Sonja mich an und berichtete mir am Telefon, dass ihre Akne vollständig verschwunden sei. Nebenbei bemerkte sie, dass auch ihre Strähne wieder nachgedunkelt wäre. Wir hatten diese im Coaching gar nicht sonderlich thematisiert, und dennoch hatte sich das Haar überraschend schnell wieder erholt. Mir erschien es damals wie heute wie ein kleines Wunder, obwohl ich inzwischen weiß, dass unsere Haare sehr empfindlich auf Stress reagieren können. Jeder, der schon einmal kreisrunden Haarausfall hatte, weiß, wovon ich spreche. Ermutigt durch solche Erfahrungen begann ich, noch intensiver zu forschen, was uns eigentlich altern lässt und wie man dem entgegenwirken kann.

Unbequeme Wissenschaft

Kritische Forschung ist unabdingbar für den Fortschritt, so glaube ich. Ohne Forschung tritt eine Gesellschaft auf der Stelle und wird sich nur schwerlich weiterentwickeln. Zur Forschung gehört allerdings nicht nur Wissensdurst oder eine Notwendigkeit, sondern auch immer eine gehörige Portion Mut. Sie kennen vielleicht das Zitat von Arthur Schopenhauer:

»Ein neuer Gedanke wird zuerst verlacht, dann bekämpft, bis er nach längerer Zeit als selbstverständlich gilt.« Es erfordert den Mut eines Forschers, an die Öffentlichkeit zu gehen und zu publizieren, was er herausgefunden hat, selbst wenn seine Erkenntnisse noch so sehr der bisherigen Denkweise widersprechen mögen. »Systemträgheit« nennt sich das soziologische Phänomen, welches durch diese Zurückhaltung erzeugt wird. Es besagt, dass Veränderungen in großen Systemen nur ganz allmählich stattfinden. Diese Trägheit verhindert oftmals den Fortschritt aus ideologischen Gründen und kann durchaus sehr vehemente und unreflektierte Widerstände in der Allgemeinheit erzeugen. Um diese Widerstände möglichst gering zu halten, möchte ich Ihnen meine wissenschaftliche Vorgehensweise und meinen Anspruch erklären, sodass Sie meine Gedanken besser nachvollziehen können.

Ich bin von meiner akademischen Fachrichtung her Diplom-Pädagoge. Diese geisteswissenschaftliche Mischung aus Pädagogik, Psychologie, Soziologie und Philosophie beschäftigt sich u.a. mit der Frage: »Wie denkt und lernt der Mensch?« Dabei geht es immer nur um geistige Prozesse, nie um mechanische, chemische oder medizinische. »Information« und ihre Auswirkungen sind der Gegenstand der Untersuchung. Meiner empirischen Forschung liegen also keine Experimente mit Laborratten und Reagenzgläsern zugrunde, sondern die komplexe Realität des Alltags. Das streng wissenschaftliche Vorgehen verlangt, dass die zugrunde liegenden Faktoren so lange auf Kausalitätsbeziehungen untersucht werden, bis sich eine Gesetzmäßigkeit ableiten lässt – und die muss für alle gelten! Forschungsergebnisse müssen reproduzierbar, aber auch in der Praxis anwendbar sein.

Eine Gesetzmäßigkeit erkennen Sie daran, dass sie keine Ausnahmen, keine Widersprüche und keine Paradoxien zulässt und Allgemeingültigkeit besitzt. Nur was unter tatsächlichen Lebensbedingungen beobachtbar und wiederholbar ist, halte ich für geeignet, um daraus allgemeingültige Schlüsse zu ziehen. So lässt sich beobachten, dass es Menschen gibt, bei denen sich nach Auflösung einiger Glaubenssätze die Lebensweise völlig umgestellt und damit ein medizinisch diagnostizierbarer Gesundungs- und Verjüngungsprozess eingesetzt hat. Es lässt sich beobachten, dass ein Übergewichtiger, wenn er keinen chronischen Stress mehr empfindet, automatisch abnimmt (das gilt auch für Tiere). Genauso kann jeder Raucher an sich selbst beweisen, dass er nicht süchtig nach den Inhaltsstoffen einer Zigarette sein kann, da sonst jeder Raucher nach Absinken des Nikotinspiegels zwangsläufig Entzugserscheinungen bekommen müsste – also auch nachts. Wenn man einem chronisch Kranken dazu verhilft, keinen Stress mehr zu empfinden (nicht temporär durch eine Meditation oder Beruhigungspille, sondern grundsätzlich, durch das Auflösen eines Musters), gesundet er meist wieder.

In Konsequenz folgt aus dieser Beobachtung, *dass ein Schwerkranker durch bloßes Erkennen seines Lebenssinnes wieder vitaler und aktiver werden kann!* Man muss nur die diesem Prozess zugrunde liegenden Faktoren isolieren.

Was dies für die Praxis und die Betroffenen bedeutet, wollen wir nun klären. Denn es geht um nichts weniger als die Vitalität und Lebensqualität einer ganzen Spezies: Es geht um unsere Gesundheit und das Leben von mehreren Millionen Menschen jährlich, die mit der passenden Therapie von alterungsbedingten Leiden kuriert werden könnten. Wir beraten in unserem Institut seit vielen Jahren Hunderte von Menschen, bei denen herkömmliche therapeutische Verfahren weder Symptomlinderung, geschweige denn Verhaltensänderungen bewirken konnten. Dennoch lässt sich bei einer beeindruckenden Vielzahl beobachten, dass allein ein einziges Analyse- und Aufklärungsgespräch eine bahnbrechende positive Wende im Leben unserer Klienten erzeugen kann. Sich besser zu fühlen zieht besseres Aussehen nach sich!

Wenn sich bei nur *einem einzigen Menschen* das Aufhalten des Alterungsprozesses beobachten lässt, dann ist die Wissenschaft dazu verpflichtet herauszufinden, welche Bedingungen zu diesem Effekt geführt haben, diese zu isolieren und damit der Allgemeinheit verfügbar zu machen. *Der Zweifel muss dem Fortschritt dienen*, so behaupte ich und appelliere damit an alle Zweifler, Kritiker und Widerstandsgeister, meine Beobachtungen, meine Thesen und meine Forschungsergebnisse kritisch an sich selbst zu überprüfen. »Entdecken ist sehen, was jeder sieht, und denken, was noch niemand gedacht hat.« Dieses Zitat stammt von dem ungarischen Nobelpreisträger Albert Szent-Györgyi und sollte uns ermutigen, über scheinbar Alltägliches noch einmal nachzudenken.

Sind Sie skeptisch? Gut! Von einigen meiner Klienten höre ich: »Herr Winter, ich hoffe ja, dass Sie mir helfen können, aber Sie müssen wissen, ich bin sehr skeptisch. Eigentlich glaube ich nicht an so was!«

Und mit »so was« meinen die dann meistens etwas, was sie für »Esoterik«, »Glauben« oder »Wunderheilung« halten. Abgesehen davon, dass Pädagogik keine Esoterik ist, sondern ein wissenschaftlicher Fachbereich, sage ich dann:

»Wenn Sie wirklich skeptisch wären, wären Sie niemals zum Kosmetikopfer geworden. Leider haben Sie unreflektiert, wie ein kleines Kind, geglaubt, was man Ihnen sagte, ohne je darüber nachzudenken, ob es wahr ist oder nicht. Sie glauben, es wäre schwierig, attraktiv zu sein, glauben, Sie bräuchten Hilfsmittel für die Gesundheit, glauben, man werde krank, wenn man mit dem Rauchen anfängt, und nervös und fett, wenn man damit aufhört. Sie glauben, zu viel Essen mache dick und Geld glücklich. Das alles stimmt aber doch gar nicht – erst recht nicht für ausnahmslos jeden Menschen. Nur was unter ähnlichen Umständen für jeden gilt, entspricht einer Gesetzmäßigkeit. Alles andere sind falsche Glaubenssätze, von denen man sich befreien kann und sollte. Ich befreie Sie in unserem Gespräch einmal von dem ganzen Unsinn, den Sie leichtgläubig Ihr Leben lang gefressen haben – und dann sind Sie frei! Doch hierzu benötige ich Ihre ganze Skepsis.«

Natürlich klingt das provokant, aber irgendwie muss ich meine Klienten ja wachrütteln, denn es geht um ihre Lebensqualität. Stellen wir also ein paar wirklich kritische Fragen:

Was ist Alter, und wo beginnt es?

Ab wann ist man eigentlich »alt«? Wenn es nach den Werbeslogans der Kosmetikindustrie ginge, wären Frauen ab 25 bereits reif für den plastischen Chirurgen, derweil Männer sich erst ab dem ersten grauen Schläfenhaar täglich einer kosmetischen Runderneuerung unterziehen müssten. Der feuchte Traum aller Kosmetiker ist, wenn direkt nach den Pubertätspickeln sofort die Faltenbekämpfung käme. »Der Tod beginnt mit der Geburt«, so lautet eine weitverbreitete philosophische Ansicht. Wenn das stimmte, welchen Sinn hätte dann das Leben?, frage ich provokant. Sind wir etwa im Mutterleib bereits vollkommen und verlieren nach und nach unsere Lebenskraft? Unsinn! Der Tod beginnt mit dem Tod und nicht eine Minute vorher! Alles davor ist Leben – und so sollte es auch gesehen werden.

Doch mit der Angst vor dem Alter wird ohne Skrupel ein ertragreiches Geschäft gemacht. Sei es die Pharmaindustrie, die zynisch in Zeitungsannoncen damit warb, man solle zu seinem hundertsten Geburtstag auch ein paar Pharmaforscher einladen, diese wären aufgrund der Medikamente, die sie herstellten, schließlich dafür verantwortlich, dass wir ein solches Lebensalter überhaupt erreichen. Oder die Versicherungsbranche, die unsere Ängste zunächst schürt, um uns dann mittels »Ablasszettel«, der Versicherungspolice, wieder zu beruhigen. Dabei gäbe es diesen Branchenzweig gar nicht, wenn sich herumspräche, dass der innere Kampf gegen Falten und graue Schläfen das Altern tatsächlich sogar vorantreibt und Angst und Misstrauen die Konzentration derart blockieren können, dass Unfälle und Alltagskatastrophen damit eher angezogen werden.

Um »Alter« fassbar zu machen, wird nach *biologischem* Alter (die Funktionen des Körpers betreffend), *biografischem* Alter (das Geburtsdatum betreffend) und *psychischem* Alter (die psychische Entwicklung betreffend) unterschieden. Bislang findet sich jedoch keine eindeutige Beschreibung und allgemeingültige Festlegung biologischer Alterungsprozesse eines Menschen. Ganz subjektiv beschreibt man in der Medizin Menschen mit »vorgealtert«, »dem Alter entsprechend«, »jung geblieben« oder »jünger wirkend«.

Altern ist eine sehr individuelle Angelegenheit. Selbst bei Zwillingen können Alterungsprozesse unterschiedlich ablaufen. Daher hat man versucht, in einer Definition eine Festlegung zu treffen, die aussagt, ab wann der Begriff »alt« im medizinischen Sinne angewandt werden kann.

Gemäß Definition der Weltgesundheitsorganisation WHO gilt als alt, wer das 65. Lebensjahr vollendet hat. Laut dieser Feststellung wird das Altern also nur von den erreichten Lebensjahren abhängig gemacht. Jedoch spricht man in Deutschland und auch in den USA von einem »geriatrischen Patienten« erst ab dem 70. Lebensjahr. Das war Anfang des vorletzten Jahrhunderts noch anders: Um 1900 lag die durchschnittliche Lebenserwartung bei rund 40 Jahren. Wer fünfzig war, galt als uralt. Ich persönlich wäre mit meinen 56 Lenzen also bereits im mumienfähigen Alter gewesen. Heutzutage können Sie noch nicht einmal Bundespräsident werden, wenn Sie nicht zumindest das vierzigste Lebensjahr erreicht haben. Wie sehr die Bezeichnung »alt« von Relationen abhängt, zeigte uns der einst älteste Mann Deutschlands, Robert Meier. Bis zu seinem Tod im Januar 2007 unterhielt sich der 109-jährige Witwer gerne mit, wie er einmal sagte, »jüngeren Damen aus der Nachbarschaft« – und die waren allesamt um die 70. Verstorben ist Robert

Meier übrigens nicht an Altersschwäche, sondern an den Folgen eines Krankenhausaufenthaltes nach einem Sturz in seiner Wohnung.

Die maximale Lebenserwartung des Menschen wird von US-Forschern auf 125 Jahre festgelegt, derweil ihre israelischen Kollegen auf 140 Jahre erhöhen.

Dass eine Definition, die jahrzehntelang als »wahr« galt, aufgrund neuer Forschungsergebnisse und Erkenntnisse abgeändert oder gar revidiert werden muss, ist übrigens nichts Neues. So wurden beispielsweise die WHO-Definitionen von »Krankheit«, »Gesundheit« und »Geisteskrankheit« mehrmals umformuliert. Die Definition von »Alter« erfuhr in den letzten Jahrzehnten ebenfalls einige Modifikationen, sodass sogar Fachleute nicht immer den letzten Stand berücksichtigen. Da sich aufgrund unterschiedlicher Definitionen immense Widersprüche, Paradoxien und nicht zu erklärende Ausnahmen ergeben, wird es Zeit, dass wir eine weitere Aktualisierung an der bestehenden Definition von »Alter« vornehmen.

Was ist der Unterschied zwischen Altern und Reifen?

Alt muss also noch lange nicht präfinal – dem Tode geweiht – heißen. Sie kennen den schottischen Schauspieler Sean Connery. Er sagte einmal: »Ich wünsche mir nichts sehnlicher, als einmal ein alter Mann mit einem guten Gesicht zu sein.« Nun, bedenkt man, dass Connery Jahrgang 1930 war, kann man sagen, dass er sein Ziel durchaus erreicht hatte, als er 2020 starb. Wie hat Connery das gemacht? Hat er sich fast achtzig Jahre lang Faltencremes ins Gesicht geschmiert? Wohl kaum. Soweit bekannt ist, hat er sich noch nicht einmal besonders um sein Aussehen gekümmert. In einem Interview mit der Zeitschrift »Quick« sagte Connery 1990: »Ich möchte auf keinen Fall noch mal jung sein. Als ich die Schwelle zur Fünfzig überschritt, hatte ich ein gutes Gefühl – es bedeutete, als Schauspieler und Mensch dem Leben getrotzt zu haben. Ich bin nicht, wie viele meiner Kollegen, auf der Suche nach dem ewigen Jungbrunnen. Die bemühen sich auf Teufel komm raus, möglichst jung auszusehen, und wirken stattdessen nichts weiter als unreif.«

Aha, *unreif!* Was ist denn eigentlich der Unterschied zwischen reif und alt? Mit Reife bezeichnet man zumeist das mittlere Lebensalter. Dieses ist dadurch gekennzeichnet, dass die körperliche Entwicklung vollendet und eine psychische Festigung eingetreten ist. Denken wir an Obst, bedeutet »reif«, in seinem Dasein vollkommen zu sein.

Meiner Ansicht nach ist *Altern* eine *physiologische Degeneration*, ein Prozess, an dessen Ende der Verfall steht. *Reifen* hingegen wäre eine *morphologische Evolution*, eine *stetige Verbesserung der Seinsmöglichkeit. Reif* wäre damit also das Optimum einer Existenz und *alt* ihr Verfall. Einige fortschrittliche Wissenschaftler sprechen beim Altern auch von einer *Zellvergiftung*. Altern ist somit ein biologischer Prozess, der zu einer verminderten Fähigkeit des Individuums führt, die auf den Organismus einwirkenden Belastungen auszubalancieren. Altern ist eine Art *Anpassungsunvermögen*, welches zum Tode führt. Rein sprachlich schlage ich vor, *alt* in *reif* und *evolut* zu differenzieren. Der Begriff »evolut« ist der Mathematik entlehnt. Eine »Evolute« bezeichnet den Krümmungsmittelpunkt einer Kurve, also den Punkt, an dem es »bergab« geht.

Folgen Sie diesem Definitionsversuch, dann ergibt sich: Solange Sie reifen, altern Sie nicht; altern Sie, entwickeln Sie sich nicht optimal weiter. Daher gibt es so viele Senioren, die sich unserer Bewunderung gewiss sein können, und erst recht viele Menschen, die im »mittleren Alter« bereits »verbraucht« wirken, also die Evolute erreicht haben. Damit wäre meines Erachtens nach auch die Streitfrage vom Tisch, ab wann wir denn nun altern, also bereits vor der Geburt oder erst später. Wir altern von dem Zeitpunkt an, in dem wir in unserer Reife eingeschränkt werden. Um das klar zu verstehen, muss man allerdings einen wichtigen Schritt machen: Man muss unterscheiden zwischen einem Körper und dem, was ihn belebt: seine Psyche.

Hörbuch mit Audio-Coaching als »Starthilfe«

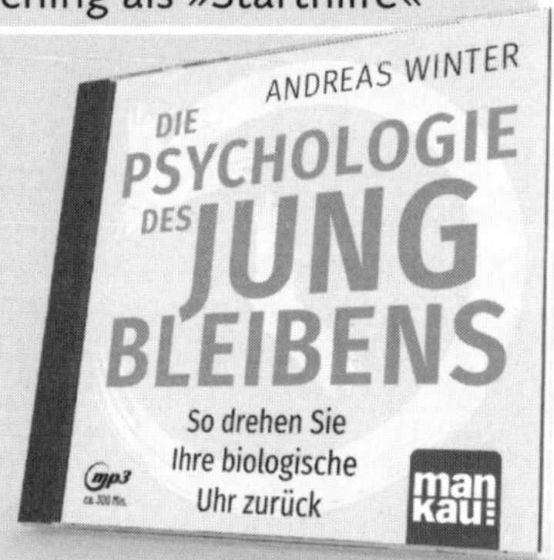

»Die Psychologie des Jungbleibens« ist auch als Hörbuch erhältlich. Sie finden darin die praktischen Übungen aus diesem Buch als geführte Meditationen sowie ein Audio-Coaching, mit dessen Hilfe Sie das Gelesene auf emotionaler Ebene nachvollziehen und so leichter im Alltag umsetzen können. Auch ein Muskelaufbau-Programm ist enthalten. Meine Empfehlung ist, das Audio-Coaching erst nach der Lektüre des Buches und dann ganz bewusst anzuhören. Stellen Sie sich idealerweise dabei vor, ich würde tatsächlich mit Ihnen reden und Ihnen Fragen stellen, auf die Sie mir hörbar antworten. So erzeugen Sie den größtmöglichen Effekt an Bewusstmachung – ähnlich einem Coaching-Gespräch.

Die Psychologie des Jungbleibens. Hörbuch mit Audio-Coaching | 1 MP3-CD im Jewelcase
Auch als Download erhältlich! | Gesamtlaufzeit ca. 300 Min. | ISBN 978-3-86374-648-3

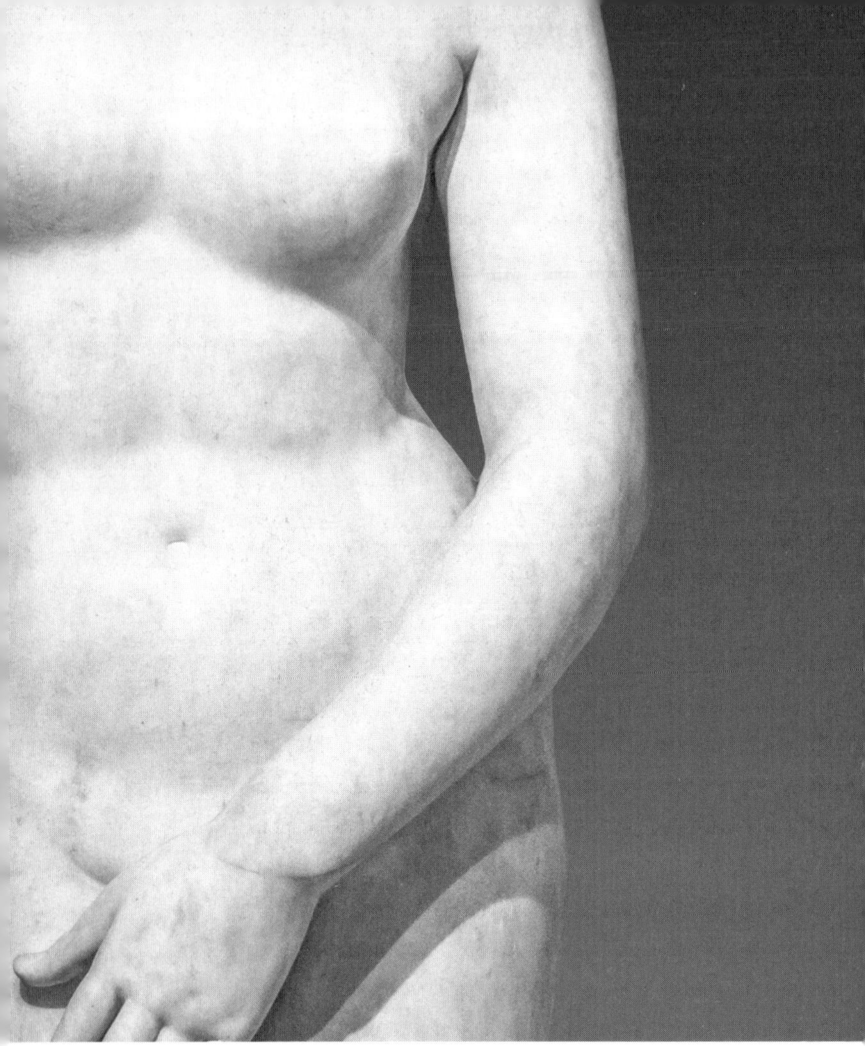

2. *Der Körper und sein General*

»Alles, was ich nicht sehen und anfassen kann, gibt's nicht!«

(frei nach dem ungläubigen Thomas)

Die klassische Unterscheidung westlicher Philosophie zwischen Körper und Psyche wird heute zumeist von materialistischen Positionen zurückgedrängt. So versucht beispielsweise die Medizin, die Ursache geistiger Störungen, wie etwa Psychosen oder Depressionen, im Gehirn zu lokalisieren und mit Medikamenten zu behandeln. Das Gehirn ist aber ein Organ und nicht Teil des Geistes, und Medikamente sind Substanzen und gehören daher ebenso in den Bereich des Körperlichen. Streng naturwissenschaftlich betrachtet ist der Geist eine *organisierende Struktur* und somit immateriell, demnach nicht körperlich. So wie ein Computerprogramm, ein Kochrezept oder ein Lied ebenfalls nicht aus Materie bestehen, sondern aus Information.

Man kann Immaterielles nicht mit materiellen Eingriffen verändern, nur umgekehrt: Der Geist formt die Materie. Man kann die Psyche nicht durch Substanzen beeinflussen, sondern nur durch die Wirkung der Substanzen – das ist nicht dasselbe. Welchen gewaltigen Unterschied diese Kleinigkeit ausmacht, darum genau geht es in diesem Buch.

Halten wir fest: Geist und Körper sind nicht eine Einheit, sondern verhalten sich zueinander wie die Software eines Computers zur Hardware. Beide sind in ihrer Entfaltung zwar aufeinander angewiesen, aber in ihrer Existenz voneinander völlig unabhängig und folgen ihren eigenen Gesetzmäßigkeiten. Ein Computerprogrammierer wird seine Software nicht mit Werkzeugen wie Hammer, Schraubenzieher und Lötkolben programmieren; seine Hardware, das sind Bildschirm, Festplatte, Netzteil für die Stromversorgung und Drucker, wird er nicht mit Tippen auf der Tastatur reparieren. Sehen Sie? Genauso verhält es sich bei Alterserscheinungen: Medikamente, Skalpelle und Bandagen sind geeignet, um den Körper zu verändern, nicht aber das, *was ihn altern lässt*. Doch Sie wissen, wie heutzutage Falten, Haarausfall und Gewebsdegeneration behandelt werden. Mit Cremes, Tinkturen, Spritzen und Pillen! Damit ist jeder 15-jährige Computerfreak in seinem Verständnis des Verhältnisses von Körper und Geist weiter als ein studierter Arzt der alten Schule, der eigentlich wissen müsste, dass menschliches Verhalten und Empfinden durch *Informationen* gesteuert werden.

Einer meiner Kollegen unterhielt sich neulich mit einem alten Herzchirurgen und musste sich sagen lassen: »Ich habe schon so viele Menschen untersucht, aufgeschnitten und operiert, doch ich habe dabei nie eine Seele gefunden.« Richtig! Das kann und wird er auch genauso wenig, wie er in einem Radio Musik oder im Computer ein Programm finden wird. Das, was einen Vogelschwarm leitet oder einen Menschen trauern oder lieben lässt, wird er ebenfalls nicht mit einem Mikroskop entdecken oder mit einem Skalpell zerschneiden können – aber ist es daher etwa nicht existent? Die Seele ist ein Informationskomplex – ähnlich wie ein Kochrezept oder eine Sinfonie – und sie folgt einer sehr klaren Logik.

Wir leben an der Schwelle zum Informationszeitalter, für jeden Computerexperten selbstverständlich; es wird höchste Zeit, dass wir die Abkehr vom stumpfen Materialismus auch im Gesundheitswesen vollziehen. Dieses Buch soll nicht nur dazu beitragen, dass Sie sich selbst gegen Krankheit stärken, sondern auch dass wir alle aufhören, uns von Krankheit bedroht zu fühlen wie hilflose Opfer. Wenn Schildkröten, Papageien, Wale und Hummer kerngesund weit über 100, gar 200 Jahre alt werden können, und das, obwohl sie in freier Wildbahn leben und noch nie eine Impfung oder Vorsorgeuntersuchung mitgemacht haben, dann können wir Menschen das auch, oder meinen Sie nicht?

Informationen, also elektromagnetische Impulse, die vom menschlichen Organismus auf bewusster oder unterbewusster Ebene verarbeitet werden, bezeichnen wir als *Ge-*

danken. Ich unterscheide formal nicht zwischen Gedanken und Gefühlen, sondern sage: Gefühle sind komplexe oder reichhaltig vernetzte Gedankenimpulse, also riesige Datenmengen im Gehirn. Durch Informationen können Bereiche des Körpers (Muskeln, Drüsen) über Nervenfasern angesteuert und vor allem Neurotransmitter ausgeschüttet werden. Ich behaupte: Einem Alterungsprozess liegt schlicht und einfach eine Information zugrunde. Diese ist zuweilen derart komplex, dass sie nur unbewusst, also nur auf der Zellebene und nicht im Bewusstsein erfasst werden kann und sich somit körperlich auswirkt. Der Ausstoß von chemischen Botenstoffen, den Neurotransmittern, wird durch solche Informationen angeregt. Sie sind es, denen wir Übergewicht, Altersfältchen, Allergien, Fehlsichtigkeit und Bewegungseinschränkungen hauptsächlich zu verdanken haben.

Um genau zu verstehen, wie Gedanken unseren Körper beeinflussen, müssen wir zunächst einmal wissen, was das »Programm Psyche« ist und nach welchem Schema es eigentlich arbeitet.

Stellen Sie sich die Psyche bitte vor wie die Software eines Computers. Nur wenige Programmroutinen werden für den Nutzer sichtbar ausgeführt, die meisten Befehle wirken im Hintergrund. Es heißt, dass nur etwa 0,3 bis drei Prozent unserer Gedanken ins Bewusstsein dringen. Dennoch steuert der unterbewusste Bereich unser Verhalten sehr wirksam. So kann der Gedanke an ein lustiges Erlebnis einen Menschen kurz lächeln lassen; und nur der Gedanke daran, wie Sie an einem heißen Sommertag ein Glas sauren Zitronensaft schlürfen, kann bei Ihnen etwas Speichelfluss erzeugen. Eine messbare körperliche Wirkung – hervorgerufen durch Gedanken.

Hiermit wird hoffentlich deutlich: Das Benutzen des Begriffes »Psyche« bedeutet keineswegs, dass mit jemandes Zurechnungsfähigkeit etwas nicht stimmt, so wie dies irrtümlich von der Allgemeinheit noch immer unterschwellig verstanden wird; sondern »psychische Wirkung« heißt in diesem Zusammenhang, dass elektromagnetische Impulse des Nervensystems Urheber einer Verhaltens- oder Empfindensveränderung sind, die sich durchaus körperlich niederschlagen kann. Die Psyche ist gewissermaßen *das Steuerungsprogramm* eines Menschen, ebenso wie bei einem Computer, dessen Hardware zwar aus Kunststoff und Metall besteht, aber zusätzlich ein Programm braucht, um überhaupt zu funktionieren.

Ich höre immer wieder: »Ich kann nichts gegen mein Gewicht, meine Falten, meine Schmerzen machen, mein Körper gehorcht mir nicht, er will nicht.« Ich entgegne dann jedes Mal: »Ihr Körper besteht aus Calcium, Kohlenstoff, Wasser, Schwefel, Zink und über 20 weiteren Elementen. Der macht von sich aus gar nichts. *Sie* organisieren den Körper und *sagen* ihm, er darf nicht abnehmen, nicht sexy aussehen, nicht funktionieren, weil Sie Angst davor haben, wenn es geschieht. Ihr Unterbewusstsein weiß ganz genau, warum es einen gestörten Körper in Kauf nimmt oder sogar erzeugt.«

»Psychisch« bedeutet also: ursächlich und in Wirkungsweise auf psychische Prozesse bezogen – im Gegensatz zu körperlichen Prozessen, wie etwa Unfall, Feuer oder chemische Einflüsse von außen. Ein psychischer Prozess kann somit ein Empfinden oder Verhalten auslösen, ohne dass hierfür äußere körperliche Einflüsse notwendig sind.

Nach welchem Schema dieses Programm »Psyche« abläuft, ist dabei nicht einmal so schwer zu verstehen. Die Psyche des Menschen tickt nämlich bei allen gleich und hat nur ein einziges Bestreben, das ich den »Algorithmus der Psyche« nenne. Der Begriff Algorithmus entstammt der Mathematik und bezeichnet eine *Berechnungsvorschrift zur Lösung eines Problems*. Dieses Bestreben der Psyche lautet:

maximale körperliche und psychische Entfaltung
bei minimalem Leid.

Etwas einfacher ausgedrückt: Wir alle wollen unsere Persönlichkeit ausleben, unsere Absichten verwirklichen und dafür den geringstnötigen Aufwand betreiben. »Machtgewinn« oder »Entwicklung bei größtmöglicher Sicherheit« könnte man das auch nennen. Fühlen wir uns daran gehindert, reagieren wir. Damit neigt die Psyche, wie jedes Programm, dazu, sich in der Realität niederzuschlagen (zu manifestieren). Eine subjektiv empfundene »Machtlosigkeitserfahrung« hindert die Psyche an der Entfaltung und ist somit das Letzte, was sie hinnimmt, denn *machtlos* in diesem Sinne ist gleichbedeutend mit *lebensunfähig*. So haben Untersuchungen ergeben, dass etwa 50 Prozent aller Altenheimbewohner etwa sechs Monate nach Einzug sterben. Es liegt nahe, dass die enorme Umstellung der Lebensumstände einen Hinweis auf die hohe Sterblichkeit gibt: Nicht nur Orientierungslosigkeit durch die ungewohnte Umgebung, sondern vor allem der massive Verlust an Selbstbestimmtheit könnten der Anfang vom Ende sein, denn je nach Altenheim haben die Bewohner keinen Einfluss mehr auf ihre Lebensgestaltung; weder darauf wann, was und wie viel sie essen, trinken oder fernsehen noch wann und wie lange sie schlafen oder aufbleiben. Auch die Erfahrung des »Abgeschobenseins« ist in gewisser Weise eine Ohnmachtserfahrung, denn die Absicht eines jeden Menschen ist die Erhaltung seiner sozialen Wertigkeit. Angesichts dieser Machtlosigkeit ist es absolut verständlich, wenn die Psyche »beschließt«, sich von ihrem »Vehikel«, dem Körper, baldigst zu »trennen«. Der sogenannte plötzliche Kindstod, der unerwartete Tod eines Säuglings, für den keine Ursache festgestellt werden kann, steht in Kreisen einiger Alternativtherapeuten übrigens unter einem ähnlichen Verdacht: Tod durch subjektiv empfundene Sinnlosigkeit des Seins, so die Hypothese. Wenn Sie darüber nun etwas erstaunt sind, wissen Sie, dass Sie bislang offenbar glaubten, ein Säugling hätte weder eine Psyche noch ein ernst zu nehmendes Entfaltungsbestreben. Irrtum! Säuglinge haben lediglich kein reflektierendes Bewusstsein, aber das braucht man auch nicht für den Lebenswillen.

Ich sagte bereits: Die Psyche reagiert auf Beschränkungen der Absichtsverwirklichung. Es gibt drei verschiedene Möglichkeiten, auf solche Grenzen zu reagieren:

Defensive (Rückzug)
Offensive (Jähzorn)
Akzeptanz (Verständnis)

Möglichkeit 1, die *Defensive*, geschieht aus *Angst*. Man vermeidet den Konflikt, die Stressquelle und zieht sich zurück. Dazu gehören Depression, Introversion, Anpassung, Wahrnehmungs- und Bewusstseinseintrübung, wie etwa mit Heroin oder Alkohol, die emotionale Erpressung anderer oder eben einfach Ablenkung. Emotionale Erpressung, also das Zurschaustellen der eigenen Verletztheit, ist ein oft benutztes Mittel, um seine Mitmenschen mittels erpressten Mitgefühls dazu zu zwingen, keine weiteren Beschränkungen auszuüben. Dieses Rückzugsverhalten ist zwar intelligent, aber sehr unreif. Menschen, die ihr Leben lang versucht haben, in dieser Art Konflikte zu vermeiden, wirken äußerlich oft wie frustrierte, alt gewordene Kinder. Hilflos und nicht besonders attraktiv.

Für das Gefühl der Freiheit nehmen Menschen auch körperliche Einbußen bis hin zum Suizid in Kauf. Die Motivation eines Suizidanten ist nicht, diese »schöne Welt« vor sich zu retten, sondern genau umgekehrt – er bringt sich um, damit die »unerträgliche Welt« ihm nicht den »letzten Rest« seines Freiraumes einschränkt. Somit verhindert seine Psyche die ultimative Machtlosigkeitserfahrung, indem sie weiteren Einschränkungen von außen zuvorkommt. Wer sich selbst tötet, tut das, um dies den anderen *vorwegzunehmen*. Die Verwirklichungsfähigkeit unserer eigenen Absichten zu sichern oder das Erreichte zu erhalten, danach trachten alle Lebewesen von Geburt an – wir können gar nicht anders. Deswegen reagieren wir ja auch so empfindlich auf Einschränkungen.

Möglichkeit 2, die *Offensive*, dürfte Ihnen also ebenfalls geläufig sein. Ein Jähzorniger ist jemand, der versucht, Stress dadurch loszuwerden, dass er »mit dem Kopf durch die Wand geht und mit der Faust mal ordentlich auf den Tisch haut«. Beispiele hierfür finden wir bei vielen Diktatoren sowie grundsätzlich bei allen Menschen, die uns einschüchtern wollen. Wütende Menschen fühlen sich fremdunterdrückt, machtlos und hilflos und versuchen, durch Jähzorn ihre Grenzen niederzureißen. Je cholerischer ein Mensch auf Sie reagiert, desto mehr zeigt er Ihnen, dass er Minderwertigkeitsgefühle hat und sich von Ihnen dominiert oder eingeschränkt fühlt (führen Sie sich dies bitte einmal vor Augen, falls Ihr Chef oder Ihr Partner Sie wieder einmal anschreit). Einem solchen Menschen, der Sie anschreit oder verprügeln will, begegnen Sie ganz einfach damit, dass Sie ihm den geforderten Freiraum lassen. Geben Sie nach. Wenn Sie dies nämlich bewusst und absichtlich tun, ist es für Sie keine Einschränkung Ihrer Freiheit mehr, sondern gewollt und damit die einzige Möglichkeit, mit von außen gesetzten Grenzen konfliktfrei umzugehen, nämlich sie zu akzeptieren und damit zu integrieren. So wird die Beschränkung nicht länger als Machtlosigkeitserfahrung wahrgenommen, sondern als freie Entscheidung.

Erst vor Kurzem hatte ich einen Klienten, der permanent seine Bedürfnisse unterdrückte, auf seine Rechte verzichtete und vom halben Dorf gemobbt wurde, obwohl er sehr intelligent ist und ein Herz aus Gold hat. Nach dem ersten Coachingtermin sagte er mir, seine Kopfschmerzen würden ihn noch immer quälen. Kopfschmerzen! Die verschwinden für gewöhnlich nicht erst nach, sondern bereits innerhalb des Gespräches. Was war da los? Er sagte mir, er will sich nicht gegen Gerüchte, Vorwürfe und Beschuldigungen wehren, weil er fürchtet, man würde ihn dann noch mehr meiden, ablehnen und hintergehen.

Ich erklärte ihm, dass die »falschen« Menschen in seinem Leben ihn sowieso und immer hassen würden. Die sind nämlich die Falschen – bei denen kann man nichts richtig machen. Sie lösen ihre eigenen Probleme nicht und projizieren diese auf andere. Er braucht mit denen nicht zu diskutieren und sich nicht zu verteidigen – sie hassen ihn sowieso. Bei den »Richtigen« hingegen kann er nichts falsch machen. Damit hatte er verstanden, dass weder die Defensive noch die Offensive konfliktfrei zum Ziel führen.

Und das führt uns zu Möglichkeit 3: die *Akzeptanz*. Sie ist nur uns Menschen vorbehalten und damit der Königsweg. Um eine Grenze zu akzeptieren, muss man sie allerdings verstehen und den Sinn darin erkennen. Dafür braucht man etwas, dass Sie als Kind noch nicht haben konnten: Unabhängigkeit und vor allem Empathie. Das Hineindenken in die Gefühle eines anderen gelingt einem Menschen frühestens ab dem 36. Lebensmonat (nach der Zeugung), braucht ein Jahrzehnt, um sich zu entfalten, und sollte nicht unterdrückt werden. Wird die Empathie sogar gefördert, kann sich ab dem Erreichen des Erwachsenenalters Diplomatie entwickeln. Die Fähigkeit, sich derart in die Bedürfnisse und Absichten eines anderen hineinzuversetzen, dass man das übergeordnete gemeinsame Ziel erkennt und nach gegebener Möglichkeit widerstandslos ansteuern kann. Menschen, denen das sehr gut gelungen ist, sind beispielsweise der erstmals posthum mit dem Friedensnobelpreis ausgezeichnete und zweite UN-Generalsekretär Dag Hammarskjöld (1905–1961), dem es gelang, mit Diplomatie und Hartnäckigkeit viele internationale Krisen zu entschärfen. Ebenso der deutsche Diplomat und Widerstandskämpfer Friedrich-Werner Graf von der Schulenburg (1875–1944), welcher maßgeblich am Deutsch-Sowjetischen Nichtangriffspakt von 1939 beteiligt war.

Empathie ohne Weitsicht, ohne Souveränität, ohne die Entfaltungsmöglichkeit eines Erwachsenen erzeugt übrigens einen schier unerträglichen Druck, den ein Mensch nicht viel länger als 20 Minuten permanent aushalten kann. Mehr dazu in den späteren Kapiteln über Rauchen und Alkoholismus.

Übrigens: Egal, für welche der drei Wege Sie sich entscheiden, die beiden unreifen Offensive oder Defensive oder die mündige Akzeptanz – in jedem Falle haben Sie dafür einen Preis zu zahlen. Immer. Doch nur mit einer Möglichkeit werden Sie keinen weiteren Widerstand provozieren und sichern sich Ihre Entfaltung.

Warum diese drei Möglichkeiten so entscheidend für unsere Gesundheit sind, habe ich oben schon angedeutet: Neurotransmitter, die Botenstoffe, die »aus Gedanken Realität machen« (also elektromagnetische Impulse in Form von Chemikalien weitertragen), sind dafür zuständig. Sie werden »durch Gedanken« aktiviert.

So gibt es im Bereich der Psyche auch Gedanken und Gefühle, die wir »Bedürfnisse« nennen. Das Bedürfnis etwa nach sozialer Geltung, nach Respekt oder auch nach Entscheidungsfreiheit entspringt nicht unserem *körperlichen Überlebenstrieb* – wir würden bei Nichterfüllung keinesfalls daran sterben –, sondern tatsächlich einer seelischen Notwendigkeit, welche der *Verwirklichung* des Menschen dient. Damit sind psychische Bedürfnisse nicht weniger wichtig als körperliches Verlangen; sie sind aber eben nicht durch irgendwelche materiellen, somatischen Mittel zu befriedigen, sondern nur durch Informationen, also die Auswirkungen der Gedanken. Noch einmal: Das Altern mit Medikamenten aufzuhalten und Bewegungstherapie zu verordnen, wäre etwa so, wie wenn man einen nächtlichen Alptraum von einem lästigen Moskito mit einer realen Fliegenklatsche bekämpfen wollte.

Der Körper versucht seit seiner Zeugung, sich zu entwickeln. Er hat ein Programm, das ihn immer wieder heilen lässt. Brechen Sie sich einen Knochen, oder verletzen Sie Ihre Haut, so beginnt ab der ersten Sekunde die Selbstreparatur. Wenn also geschädigte Organe, wie die Haut, die Augen, die

Muskeln, sich nicht wieder erholen, so liegt das daran, dass die Ursache, die Verletzungsart oder Stressquelle noch nicht aufgehoben wurden.

Es ist also überhaupt kein Kunststück, gesund zu sein. Viel eher bedarf es einer Einmischung in die körperlichen Funktionsvorgänge, um chronisch krank zu werden. Das ist der Grund, warum viele Menschen im Alter immer gebrechlicher werden – weil der Körper am Gesundsein gehindert wird. Doch das kann man abstellen.

Praktische Übung Nr. 1: Mit Gedanken den Körper beeinflussen

- → Legen Sie sich bequem hin, schließen Sie die Augen und stellen Sie sich ein paar Minuten lang vor, Sie essen eine Zitrone. Denken Sie sich so intensiv wie möglich in diese Situation hinein.
- → Nun stellen Sie sich ebenso lange und ebenso intensiv eine erotische Situation mit einem begehrten Menschen vor. Nutzen Sie dafür all Ihre Fantasie.
- → Zum Schluss erinnern Sie sich bitte einmal an das ekligste Erlebnis, das Sie hatten. Tauchen Sie ein in den Ekel, bis es Sie schüttelt.
- → Falls Sie nichts Ekliges finden, erinnern Sie sich an ein peinliches Erlebnis, bis Sie erröten.

In allen Fällen können Sie im Idealfall eine deutliche körperliche Reaktion erspüren. Damit ist Ihnen der einfache Beweis gelungen, dass Ihre Gedanken den Körper steuern. Entweder harmlos, angenehm oder eben auch schlussendlich sogar sehr negativ.

Die physikalische Annahme der Unsterblichkeit

Wenn Sie der Unterscheidung von Geist und Körper folgen, wird plötzlich klar:

Die Existenz des Menschen definiert sich nicht über den Körper, also über die Materie, aus der wir bestehen, sondern über das, was diese Materie organisiert und strukturiert, also über seine Psyche. Doch diese ist für uns noch derart schwer zu fassen, dass wir sie versehentlich glatt negieren. Zudem ist die Psyche unsere angreifbarste Stelle, denn sie ist die »Steuerung« unserer »Hardware«. Deswegen verteidigen wir sie unterbewusst auch so vehement.

Diese Betrachtungsweise des Menschen, die gelegentlich mit Esoterik verwechselt wird, entspricht unserem tatsächlichen Empfinden. Das lässt sich daran erkennen, dass Menschen in der Lage sind, sich zugunsten eines psychischen Vorteils körperlich zu schaden. Hierzu gehören etwa Tätowierungen, Piercings, Augenbrauenzupfen, der Genuss von Drogen, Alkohol und Tabakwaren. All das tun wir nicht eines gesunden Körpers wegen, sondern um eine bestimmte Wirkung zu verspüren.

Unsere »Hardware«, der materielle Körper, besteht hingegen aus Atomen. Doch zu den materiellen Bestandteilen unseres Körpers haben wir interessanterweise überhaupt keinen Bezug. Wir wissen und merken noch nicht einmal, aus welchen Atomen wir bestehen. Sogar Goldatome finden sich in Ihrem Körper. Wussten Sie das? Merken Sie das? Nein! Es ist Ihnen rational wahrscheinlich sogar völlig egal, obwohl Goldatome – dazu kommen wir später noch – einen Zellverjüngungseffekt bewirken.

Rein biologisch gesehen leben Atome nicht – oder etwa doch? Dann wären auch der Stuhl, auf dem Sie gerade sitzen, das Buch, das Sie lesen, und auch die Kleidung, die Sie tragen, lebendig. Denn alle diese Gegenstände basieren in ihrer Existenz auf Atomen.

Einigen wir uns nach diesen Beispielen also darauf: Atome leben nicht.

Das bedeutet, dass ebenso die Zusammenschlüsse von Atomen – Moleküle genannt – keinerlei Leben beinhalten. Und nur weil wir aus Molekülen eine Zelle formen, heißt das immer noch nicht, dass die Materie dieser Zelle plötzlich lebt. Die klassische Physik spricht zwar von der Selbstorganisation der Materie, was besagen soll, dass sich Einzeller und Planeten allein durch das Vorhandensein von Materie selbst bilden; aber das halte ich für etwas zu kurz gedacht, denn dann müsste unser menschlicher Körper ja ewig leben. Wer an die Selbstorganisation der Materie glaubt, sollte einmal erklären, warum Siliziumdioxid als natürlicher Quarz im Berg über Jahrtausende stetig wächst, aber in amorpher Form, also als geschmolzenes Glas, hingegen nicht wächst, sondern langsam verrottet.

Ergo: *Materie organisiert sich nicht selbst, und sie lebt auch nicht. Sie* wird *belebt.*

Ich weiß, dass ich hier Ihre ideologische Flexibilität auf eine harte Probe stelle, aber Sie lesen dieses Buch ja sicherlich nicht, um nur zu erfahren, was schon die Spatzen vom Dach pfeifen. Es geht schließlich um das Wissen darüber, wie man sein Leben verlängert oder zumindest verschönert.

Fahren wir also fort: Die Atome unseres Körpers befinden sich in ständigem Austausch. »Die Haut erneuert sich innerhalb eines Monats. Neue Leberzellen bilden sich im Lauf von sechs Wochen, und in wenigen Monaten werden die Kalzium- und Phosphorkristalle des Skeletts durch neue ersetzt. Innerhalb eines Jahres werden mehr als 98 Prozent aller Atome des menschlichen Körpers ausgetauscht«, schreibt der bekannte amerikanische Endokrinologe und Bestseller-Autor Deepak Chopra in seinem Buch »Der Jugendfaktor. Das Zehn-Stufen-Programm gegen das Altern«[3].

Hinzu kommt: Die Atome, aus denen unsere Körper bestehen, sind nicht etwa neu entstanden, sie sind viel älter als der Körper, den wir daraus formten, und waren, bevor wir sie aufnahmen, Teil eines anderen Organismus. Betrachten wir einen Menschen, der beispielsweise ein Steak verzehrt. Die Atome dieses Fleisches befanden sich einst als Gras auf der Weide – und davor als Humus in der Erde. Dieser Humus war möglicherweise irgendwann Teil eines verstorbenen Tieres oder Baumes. Und davor …? Den »atomaren Strudel des Lebens« nennt dies der Biophysiker Joseph Hoffman in seinem Buch »Life and Death of Cells«[4] und weist darauf hin, dass wir, wenn wir leben und wachsen, die materiellen Bestandteile unseres Körpers nicht neu erfinden, sondern aus der Umwelt beziehen, an die wir sie ständig wieder abgeben.

Unsere Atome sind genauso alt wie die Erde, auf der wir leben – mindestens sechs Milliarden Jahre. Andere Wissenschaftler sprechen sogar von zehn Milliarden Jahren, da auch die Atome der Erde nicht erst erfunden wurden, sondern bereits wenige Minuten nach dem Urknall vollständig vorhanden waren.

Mehrere Milliarden Jahre, so alt ist Ihr materieller Körper – und *er lebt nicht*. Die *Information*, nach der die Atome angeordnet werden, ist womöglich noch älter; und auch sie, also die Seele, lebt nicht – rein physikalisch gesehen.

Es gibt offenbar gar kein »Leben«, sondern nur strukturierende und organisierende Information sowie Materie, die gemäß dieser Struktur organisiert oder eben auch wieder desorganisiert werden kann.

Diese Betrachtungsweise wird von den Teilnehmern meiner Fortbildungskurse immer sehr leidenschaftlich diskutiert, zumal sie nicht nur etwas unromantisch, sondern gar erschreckend ketzerisch anmutet. Doch handelt es sich hierbei um eine sehr strenge und nüchterne naturwissenschaftliche Sichtweise (und um es erneut zu sagen, keine esoterische!), die noch nicht einmal so besonders neu ist. Die Vermutung, dass das Leben eine menschliche Illusion sein könnte, wird durch die Erkenntnisse der Anfang des letzten Jahrhunderts entdeckten Quantenmechanik nachvollziehbar und von einigen aufgeschlossenen Biologen, wie etwa dem bekannten südafrikanischen Buchautor Dr. Lyall Watson, längst vertreten. In seinem Buch »Die Grenzbereiche des Lebens« schrieb Watson bereits 1974: »Lebendige Materie ist so organisiert, dass sie Energie aus ihrer Umgebung zieht, um ihre Ordnung aufrechtzuerhalten. Unbelebte Materie verliert dagegen einfach ihre Organisation.«[5]

Watson spricht in diesem Zusammenhang von einem »Organisationsfeld«, das nicht allein durch die Zerstörung der Materie, etwa durch eine thermonukleare Explosion, ausgelöscht werden kann. Sein Kollege, der britische Zellbiologe Rupert Sheldrake, führt diese Theorie rund zwanzig Jahre später noch weiter aus: Er fügt seine Theorie der morphischen Felder den bekannten Phänomenen Gravitationsfelder oder elektromagnetische Felder hinzu. »Sheldrake vertritt die Meinung, dass eine Ganzheit – etwa der Organismus Wald – durch ein morphisches Feld organisiert wird. Ein morphisches Feld ist ein formgebendes Feld, das die Materie organisiert«, so die Autorinnen Petra Neumayer und Roswitha Stark in ihrem Bestseller »Medizin zum Aufmalen«[6]. Genau das wäre es, was einzelne Bäume zum Wald macht, und genau hier greift auch mein Ansatz zum Anti-Aging, mit dem ich zu erklären versuche, warum einige Menschen langsamer altern als andere. Das morphische Feld ist ein veränderbarer Informationskomplex, welcher auf einen Körper wirkt.

Müssen wir überhaupt altern?

Damit lässt sich auch einfach erklaren, warum sich einige Dinge in unserem Leben so hartnäckig halten, denn eine Information ist ewig und wirkt so lange auf Materie ein, bis eine ganz spezielle andere Information sie ablöst. Die Dauerinformation, sich wehren zu wollen, aber nicht erfolgreich zu können oder zu dürfen, lässt die abwehrproduzierenden Drüsen anschwellen, bis sie sich entzünden. Blinddarm, Mandeln, Schilddrüse oder Lymphknoten können dann mit der Zeit großen Schaden nehmen. Beendet man das Programm, erholen sich die Organe wieder von selbst.

Zum besseren Verständnis an dieser Stelle ein kleiner physikalischer Einschub: Die Wirkung einer chaotischen Information nennt sich Entropie, die Wirkung einer geordneten Information Syntropie oder einfach *organisierende Struktur*. Entropie bezeichnet den Grad der Zustandsänderung eines geordneten Systems in ein ungeordnetes. Bislang wurde Energieverlust als ursächlich für zunehmende Unordnung betrachtet, doch stellt sich sofort die Frage, was diesen Energieverlust bewirkt. Wie sich an unserem Stoffwechsel oder an der globalen Erwärmung deutlich zeigt, gibt es auch Systeme, die Energie hinzugewinnen, solange eine bestimmte Organisation dafür sorgt. Entropie resultiert aus der überall im Weltall vorhandenen kosmischen (eigentlich chaotischen) Hintergrundstrahlung und bewirkt durch die fehlende Filterung von Information die chaotisierende Desorganisation, jenen Prozess, der den Verfall und somit auch den biologischen Tod verursacht.

Diese Desorganisation lässt sich natürlich auch einschränken, wie sich in Silikatwüsten, dem ewigen Eis der Erdpole und in bestimmten Pyramiden beobachten lässt.

Der Pyramideneffekt hält jung

Der tschechische Ingenieur Karel Drbal hat im Jahr 1952 das Patent Nr. 91304 auf Pyramiden zum Schärfen von Rasierklingen erteilt bekommen.

Der sogenannte Pyramideneffekt, bei dem nachweislich stumpfe Rasierklingen inmitten einer Pyramide wieder von selbst nachschärfen, hängt seiner Ansicht nach mit dem geomagnetischen Feld zusammen. Die Streben und Flächen einer Pyramide können durch Reflexionen von schwachen elektromagnetischen Wellen der Hintergrundstrahlung zu Phasenauslöschungen, Phasenverdoppelungen, Dissonanzen und Echos führen. Der Effekt, bei dem ein Stück Fleisch in einer Pyramide nicht verfault, sondern einfach vertrocknet und mumifiziert, entsteht gewissermaßen durch eine »Störung des Chaos«. Diese ordnende Komposition der Strahlung wird durch das mathematisch exakte Winkelverhältnis von 51,3 Grad der Seitenstreben einer Pyramide, welche die Wellen in einem bestimmten Verhältnis reflektieren, erzeugt. Stört man das Chaos, manifestiert sich geordnete Struktur - Materie »tut«, was man ihr »sagt«. Jeder Laie kann mit einem selbst gebastelten Pyramidenrahmen feststellen, dass sich beispielsweise Obst und Gemüse innerhalb der Pyramide deutlich länger frisch halten - selbst nur mit dem Rahmen und ohne geschlossene Seitenwände der Konstruktion. In Experimenten mit pyramidenförmigen Häusern zeigte sich, dass Bronchitis, Neurodermitis und andere chronische Entzündungen zeitnah ausheilten, nachdem sich die Betroffenen in einem solchen Gebäude aufhielten. Viele Pyramidenforscher äußern die Vermutung, dass die antiken Pyramiden rund um den Erdball möglicherweise genau zu dem Zweck erbaut wurden, um chronischen

Krankheiten vorzubeugen. Ein solcher Anti-Aging-Effekt rechtfertigte jedenfalls meiner Ansicht nach den enorm hohen Aufwand der Bauwerke. Einige meiner Klienten können jedenfalls bestätigen, dass durch das Sitzen inmitten einer mannshohen Pyramiden-Stahlkonstruktion in meiner Praxis ihr subjektives Wohlbefinden deutlich gesteigert wurde. Neurodermitis, Kopf- und Zahnschmerzen verschwanden jedenfalls nachweislich. Eine Tomate, die ich im Jahr 2002 von Juli bis November in einer Stahlpyramide aufbewahrte, war zwar etwas matschig, als ich sie den geladenen Gästen meiner damaligen Praxis zeigte, die Gegenprobe, die unter einem Edelstahl-Kochtopf aufbewahrt wurde, war jedoch nur noch schwarzer Staub.

Wird der Körper vor der einen Kraft des Zerfalls (Entropie) geschützt, kann er besser gesunden. Wird er von einer weiteren Störung (Stresshormone) abgeschirmt, dann erholt er sich rasch und deutlich.

Ich hatte vor Jahren eine Zeit lang ein Bett mit einem Pyramidenrahmen. Nach etwa drei Tagen hatte ich plötzlich luzide Träume, also Träume, in denen ich wusste, dass mein Körper schläft, und die ich lenken konnte. Nach einem Jahr wurde es allerdings meiner damaligen Freundin zu viel damit, und ich gab das Bett weiter.

Was bedeutet dieser Ausflug in die Physik nun für einen schönen Körper, den wir ja alle haben wollen? Ganz einfach: Denkst du schön, wirst du schön!

Folgt man nämlich dem Ansatz, dass eine Information einen strukturierenden oder desorganisierenden Einfluss auf Materie haben kann, wird klar: Unsere Gedanken wirken auf den Körper – und seien diese noch so unbewusst. So wird beispielsweise eine Narbe auf der Haut oder eine kariöse Stelle auf einem Zahn immer wieder »nachgebaut«. Obwohl die Atome des Körpers im ständigen Austausch sind, die Hautschuppen ständig absterben, bleibt doch die Information der Narbe für diese Stelle bestehen.

Diese Information ist noch nicht einmal in unseren Erbanlagen gespeichert, denn sonst hätten wir die Narbe bereits seit unserer Geburt gehabt, oder sie wäre eines Tages ohne Verletzung entstanden.

Die Biologen reden hierbei von einem sogenannten »Zellgedächtnis«. Dahinter steht der Gedanke, eine Zelle speichere Informationen, wie etwa Verletzungen oder Alterung, und gibt diese als Kopie an die nachwachsende Zelle weiter. Die Zelle ist aber gar nicht mehr dieselbe wie noch vor einem Jahr, und da ein Kopiervorgang immer mit Datenverlust einhergeht, wären die Nachkommen von minderer Qualität. Jenes Organisationsfeld, welches für Alterung sorgt, ist offenbar anderswo vorhanden, außerhalb unseres Körpers und unabhängig von ihm.

Interessanterweise sind bei einem Brandverletzten nach der Entlassung aus dem Verbrennungszentrum die transplantierte Haut und die Narben meistens noch glatt. Doch in vielen Fällen bilden sich dicke wulstige Narben, die nur sehr langsam wieder ausheilen. Dieser Prozess dauert meist bis zu zwei Jahre, bei großen Flächen oder sehr kompakten Narbensträngen natürlich auch etwas länger.

Im Labor gezüchtete Hautflächen sind nicht nur narbenfrei, sondern weisen auch keine Alterungsspuren auf. Wird beispielsweise einer 60-Jährigen Haut vom Oberschenkel entnommen, um sie nach einer Verbrennung auf andere Körperstellen zu verpflanzen, so ist die im Labor nachwachsende Haut auf ihrem Nährboden zunächst glatt wie ein Babypopo. Erstaunlich, wenn es doch ein »Zellgedächtnis« geben soll! Angeblich ist ein Alterungsprozess unter anderem dadurch bedingt, dass Zellen sich immer fehlerhafter reproduzieren und alle folgenden Zellen immer schlechtere Kopien des Originals sind. Meine Erklärung für die glatte Haut aus altem Gewebe: Nicht der Körper altert, sondern unser unterbewusstes Denken lässt ihn altern! Hinzu kommt, dass das »Original« eine Zygote, eine Zellverschmelzung aus Spermium und Eizelle, war. Ist ein fertiger Mensch also eine schlechtere Kopie unserer Ur-Keimzellen? Ist unser Tod eine Zwangsläufigkeit? Wer von Ihnen kann denn eigentlich wissenschaftlich beweisen, dass er tatsächlich sterben *muss*? Ich behaupte: Es lässt sich nicht beweisen. Dass Sie im biologischen Sinne sterben können, steht außer Frage. Doch *müssen*? Selbst wenn Sie 122 Jahre alt würden, dem derzeitigen offiziellen Guinness-Rekord an erreichtem menschlichem Lebensalter (erreicht von der Französin Jeanne Calment im Jahr 1997), so *wissen* Sie noch immer nicht, ob Sie nicht auch 123 Jahre alt hätten werden können. Der indonesische Fischer Mbah Gotho starb 2017 im Alter von 146 Jahren. Zwei Menschen, der Nigerianer James Olofintuyi und der Äthiopier Dhaqabo Ebban behaupten, sogar noch älter zu sein, nämlich 163 und 171 Jahre (Stand 2016)[7].

Altern scheint für uns zunächst ganz einfach zu erklären zu sein. Unsere Erbinformationen werden durch codierte Aminosäuren, unsere DNS, weitergegeben. Durch das Ablesen des DNS-Stranges bei der Reproduktion gibt es allerdings ein technisches Hindernis: Die Enden des Stranges werden nicht mitgelesen, sodass sich der Strang verkürzt. An den Enden der DNS befinden sich gewissermaßen »blinde« Endstücke, die

Telomere, die bei jedem Reproduktionsprozess immer kürzer werden. Bei jedem Zellteilungsprozess wird ein Bruchteil der Telomere, die Versiegelungen am Ende der Chromosomen, nicht mitkopiert. Sie werden bei jeder Teilung kürzer und sie haben ein programmiertes Ende. Sind diese nach vielen Generationen letztlich ganz verschwunden, geht's der DNS an die Substanz, das Altern beginnt.

Nun gibt es aber interessanterweise einen Trick gegen diesen programmierten Tod, den einige Bakterien und Krebszellen beherrschen: Sie stellen das Enzym Telomerase selbst her und reparieren damit ihre DNS-Stränge. Das Ergebnis: faktisch unsterbliche Zellen! Kolloidales Gold, also Gruppen von Goldatomen, die in hochreines Wasser geschossen werden, erzeugen übrigens ebenfalls Telomerase und wirken daher gut gegen Narben, Fältchen und, was ich persönlich am faszinierendsten finde, gegen Verbrennungen und Sonnenbrand. Ein echtes Anti-Aging-Mittel!

Im Labor ist es bereits gelungen, die Lebensdauer von Hefebakterien um das Achthundertfache (!) zu verlängern. Die renommierten Altersforscher Durk Pearson und Sandy Shaw gehen davon aus, dass Menschen theoretisch ebenfalls 800 Jahre alt werden könnten. Der französische Arzt und Medizin-Nobelpreisträger Dr. Alexis Carrel (1873 – 1944) hatte schon Anfang des letzten Jahrhunderts bewiesen, dass Zellen selbst nicht sterben müssen, indem er ein explantiertes Hühnerherz 28 Jahre lang in Nährflüssigkeit am Leben erhielt. Erst als Carrel die Flüssigkeit nicht mehr täglich erneuerte, starb das Herz.

Die geschätzte durchschnittliche Lebenserwartung für das Jahr 2050 liegt weltweit bei ca. 80 Jahren – viermal höher als zu Beginn des 20. Jahrhunderts, obwohl unsere Lebensbedingungen immer naturferner werden.

Das alles zeigt deutlich: Die Lösung des Problems des Alterns liegt in einer *Information*, die im »Organisationsfeld«, genannt »Seele«, vorhanden ist. Und nur dort ist sie zu verändern, hier aber wiederum innerhalb von Sekunden. Im Gegensatz zu Materie ist eine Information allerdings weder zeitlich noch räumlich verortet, so wie ein Lied nicht auf einer CD gespeichert, sondern lediglich abgebildet ist. Zerstören Sie die CD oder legen Sie diese an einen anderen Ort, ist die Information des Liedes davon nicht betroffen, sondern nur der materielle Datenträger. Um jedoch die *Wirkung* einer Information zu verändern, kann man Einfluss auf die Verarbeitung der Information nehmen oder auf die Information selbst. Ein Eingriff in dieses Organisationsfeld wird also nur möglich, wenn man Bereiche des Denkens erreicht, die der bewusste Verstand für gewöhnlich blockiert.

Einen solchen Zugriff durch Umgehung des blockierenden Bewusstseins ermöglicht beispielsweise Hypnose. Es gibt in Deutschland einige Ärzte, die mittels Hypnose die Narbenbildung bei Brandverletzungen reduzieren, Haarwuchs oder Brustvergrößerungen durch gezielte Suggestionen vornehmen. Wenn man weiß, wie sich die Psyche programmieren lässt, ist so etwas relativ einfach. Die Möglichkeiten sind nur durch die Biologie selbst begrenzt, wie Andreas Emmendörffer, Gründer der Leipziger Biotechnologiefirma Euroderm und Gewinner des Zukunftspreises Ostbrandenburg »Future Sax«, weiß. Emmendörfer züchtet im Labor Haut für verschiedene Zwecke – und Organe. Zellkulturen wachsen zu kleinen Hautinseln von einem Quadratzentimeter Größe heran, gezogen aus den Wurzeln vom Kopfhaar. Er macht quasi aus Haaren Haut. Mit einer speziellen Technik kann das Unternehmen innerhalb von vier bis sechs Wochen von jedem Menschen Haut als Ersatzteil herstellen. Für Menschen mit chronischen Wunden, die nicht verheilen wollen, ist im Labor nachgezüchtete Haut eine wirkungsvolle medizinische Hilfe.

Das biotechnologische Feld der Gewebezüchtung steht kurz davor, der Medizin atemberaubende neue Möglichkeiten zu eröffnen, wie etwa künstliche Organe aus dem Labor, die nicht mehr vom Körper abgestoßen werden, oder synthetische Nervenzellen, mit denen Gelähmte wieder gehen können, so die Prognose der Biotechniker. Im Jahr 2020 gelang es bereits, aus menschlichen Zellen eine Minileber herzustellen, mit der Ratten einige Tage leben konnten.[8]

Die vorhandene Forschung erlaubt den mutigen Schluss, dass wir die durch unsere Lebensweise zugrunde gerichteten Organe womöglich dadurch heilen lassen können, indem wir sie explantieren und so bis zur Genesung vorübergehend dem Zugriff unseres Gehirns entziehen – Organreparatur auf dem Trockendock. Das fände ich noch nicht einmal so verwerflich, denn wir alle machen mal aus Unwissenheit oder Leichtfertigkeit einen Fehler und haben eine zweite Chance verdient (oder haben Sie noch all Ihre Zähne?). Parallel dazu müsste allerdings die organschädigende Denkweise mit psychologischen Mitteln unschädlich gemacht werden. Und genau das ist es, was ich mir erhoffe: eine pädagogische Medizin.

Sorgen um ihre wirtschaftliche Zukunft brauchen sich die Labors für menschliche Ersatzteile, wie ich die Biotechnologie-Schmieden mit etwas Argwohn nenne, jedenfalls nicht zu machen. Denn solange wir in einer Gesellschaft leben, in der so gut wie kein Bewusstsein für unsere jeweilige Eigenverantwortlichkeit herrscht, wird es immer Menschen geben, die sich selbst körperlich ruinieren und sich anschließend einfach vom »Onkel Doktor« eine neue Leber, Niere, Herzklappe oder sonst was einsetzen lassen – die Krankenkasse bezahlt's ja. Sogar Gehirnzellen wurden im Dezember 2008 nach einem Schlaganfall per Stammzellportation im Gehirn nachgezüchtet. Der Hannoveraner Neurochirurg Thomas Brinker konnte damit bei einem 49-jährigen Patienten eine Verbesserung von »gefühlten 95 Prozent« erreichen.

Es fragt sich allerdings, wie es aufgrund unserer »biologischen Wegwerfmentalität« um die Zukunft steht. Denn ich befürchte, dass die Krankenkassen, »Milchkühe« der Ärzte und Pharmakologen, langsam merken, dass die Grasdecke allmählich dünn wird. Das therapeutische Outcome steht einem immer immenser werdenden therapeutischen Aufwand diametral gegenüber, derweil Heilpraktiker, Alternativmediziner, Hypnosetherapeuten oder pädagogische Coaches, wie ich einer bin, über diesen zeitlichen, finanziellen und nervlichen Aufwand nur den Kopf schütteln und fragen, wie lange das der Patient eigentlich noch bezahlt und duldet. Neue Konzepte gibt es, sie müssen nur noch angewendet werden. Dagegen wehrt sich der weißbekittelte Riese natürlich, teils jaulend (Ärzte), teils fauchend (Pharmalobby). Währenddessen wird der Patient, der zum zehnten Male wegen Allergie, Übergewicht oder Migräne vergeblich zum Arzt gegangen ist und Pillen geschluckt hat, immer saurer.

Macht sauer lustig oder alt?

Apropos sauer. Säure kann natürlich auch etwas für sich haben: Der zweifache Nobelpreisträger Linus Carl Pauling (1901 – 1994) nahm jeden Tag etwa 18 Gramm reines Vitamin C zu sich. Dabei ist Vitamin C, wie der Wirkstoffname Ascorbinsäure schon sagt, reine Säure. Dennoch wurde Pauling immerhin weit über neunzig Jahre alt – eine stramme Leistung für einen Mann jener Generation! Eine große Anzahl wissenschaftlicher Untersuchungen fanden Prof. Paulings Konzept bestätigt. Eine gute Versorgung bzw. Ergänzung mit Antioxidantien kann offenbar eine Senkung der Neuerkrankungsrate von Krebs von bis zu 50 Prozent bewirken.

Dennoch sagen sehr viele Autoren von Jungbrunnen-Ratgebern, dass eine chronische Übersäuerung des Körpers den sicheren Weg in die Urne bedeutet. Der etwas umstrittene Autor Andreas Campobasso schreibt in seinem Buch »!Stop – Die Umkehrung des Alterungsprozesses«[9], dass es ihm im Selbstversuch gelungen sei, durch konsequente Entsäuerung seines Körpers seinen fortgeschrittenen Haarausfall zu bekämpfen. Campobasso hält eine säurearme Ernährung für den Lebensverlängerungsgaranten schlechthin. Doch auch viele andere, renommierte Gesundheitsexperten und Ernährungsberater raten zu basischer Ernährung; Säure wäre für unseren Körper pures Gift. Man kann nun spekulieren: Hätte Pauling weniger Säure zu sich genommen, wäre er vielleicht noch am Leben?

Ich persönlich rate aufgrund eigener Erfahrung dringend zu basischer Ernährung, wenn Sie ernste emotionale Probleme ungelöst lassen. Ihr Körper kann eine Menge vertragen, aber falls er durch chronischen Stress geschwächt ist, sollte man ihm nicht noch zusätzlich mit Alkohol, Kaffee, Fleisch,

Getreide und Zucker das Leben schwer machen. Wenn es Ihnen emotional richtig gut geht, können Sie gerne wieder »die Sau rauslassen«.

Der Ernährungsexperte Udo Pollmer rät jedenfalls zu gesundem Menschenverstand, oder besser, zu gesundem »Bauchgefühl«: »Wir Menschen sind unterschiedlich, auch in unserer Verdauung oder der Fähigkeit unserer Leber, unerwünschte Naturstoffe zu entgiften. Wir haben unseren Körper von unseren Eltern geerbt, können ihn nicht eines schönen Tages mit Ernährung neu formen. Essen Sie lieber, was Ihnen bekommt. Einfach weil Unbekömmliches nicht gesund sein kann.« So sagte Pollmer in einem Interview mit der BILD-Zeitung im August 2008.

Praktische Übung Nr. 2: Abnehm-Experiment

Falls Sie über dem Normalgewicht liegen, essen Sie drei Tage lang nur noch Dinge, von denen Sie absolut überzeugt sind, dass Sie davon niemals zunehmen oder krank werden können und die Ihnen persönlich auch nicht besonders gut schmecken. Hiervon auch nur eine Menge, bei der Sie ebenfalls absolut sicher sind, dass ein Fettzellenaufbau völlig unmöglich sein muss.
Sie werden spätestens am dritten Tag sehr schlechte Laune haben. Das wäre ein Beweis dafür, dass Sie selten aus Gründen der gesunden Ernährung essen, sondern aus emotionalen Gründen. Würden Sie drei Tage lang Dinge essen, die Ihnen besonders gut schmecken, die Sie aber trotzdem für gute Ernährung halten, bleiben Sie bei bester Laune und nehmen ab. Essen Sie tagelang etwas, wofür Sie sich schämen, nehmen Sie zu.

Ich persönlich bin auch eher der Meinung, dass sich jedes Lebewesen artgerecht ernährt, wenn es die Möglichkeit dazu hat. Wir Menschen sind auch Lebewesen – und noch nicht einmal die dümmsten. Was wir essen, kann so verkehrt eigentlich nicht sein, sonst würden wir es nicht essen. Mit welchem Gefühl wir essen, entscheidet meiner Ansicht nach eher darüber, ob unsere Nahrung uns nun schadet oder nicht. Vielleicht kennen Sie den Selbstversuch des amerikanischen Filmregisseurs Morgan Spurlock. Er wollte vier Wochen lang nur bei McDonald's essen. Nach zwei Wochen musste er wegen drohenden Nierenversagens das Experiment abbrechen. Er hält das für einen Beweis, dass Fast Food krank macht. Ich halte das für einen Beweis, dass er das nur glaubt, denn ich kenne persönlich einen Mann, der Betreiber einiger McDonald's-Restaurants ist, das Zeug seit Jahren isst, aber liebt und daher auch nicht davon krank wird.

Das Gefühl, die Gedanken, die Psyche, das Unterbewusstsein – nennen Sie es, wie Sie wollen – es sind jedenfalls Informationen, die darüber entscheiden, wie wir uns entfalten. Zum Gesundsein braucht unser Körper keine Extraeinladung. Wenn Sie aufhören, über Ihre Nahrung »sauer« zu sein und nicht mit vehementer Gewalt Ihre natürlichen Appetenzen nach Mineralien, Vitaminen, Elektrolyten, Eiweißen und anderen Nährstoffen ignorieren, dann können Sie mit Ihrer Ernährung eigentlich gar nicht so viel verkehrt machen, gesunder Menschenverstand vorausgesetzt.

Was ist eigentlich das Schlimme am Altern?

Diese Frage ist berechtigt. Wussten Sie, dass es sogar in Deutschland, nämlich im Deutschen Bundestag, einen Ältestenrat gibt? Dieser besteht zwar nicht unbedingt immer aus den ältesten Parlamentariern, aber allein die Bezeichnung dieses Gremiums geht auf eine Tradition zurück, in der Reife, Weisheit und Erfahrung einen höheren Stellenwert hatten als Kraft, Potenz und Attraktivität zusammen. Der Ältestenrat sorgt für den reibungslosen Ablauf der Parlamentsarbeit und die Einhaltung der Tagesordnung. Die 30 Mitglieder unterstützen dabei den Bundespräsidenten bei der Führung der Geschäfte. Der Rat hat allerdings weder Beschlussrecht noch genießt er besondere Öffentlichkeit.

Ein Ältestenrat in der Bundesregierung? Da wundert sich sicherlich mancher Heranwachsende, denn Alter macht starrsinnig und debil, so denken viele. Das nämlich ist meiner Ansicht nach das wirklich Schlimme am Altern. Senioren werden, sobald sie als Greise wahrgenommen werden, von der Mehrheit in unserer Gesellschaft als nicht mehr voll arbeitsfähig, unattraktiv und damit als faktisch wertlos erachtet. Mit dieser Angst werden Anti-Faltencremes, Haarwuchsmittel und plastische Chirurgie verkauft. Alter wird vielerorts gleichgesetzt mit Starrsinn, Demenz und Rückschrittlichkeit.

In vielen Fällen lässt sich tatsächlich beobachten, dass das Sicherheitsdenken dem Fortschrittsdenken gewichen ist, gemäß der Devise: lieber jung und entwicklungsfähig als erfahren, aber konservativ. Mit einem geistig-seelischen Erscheinungsbild, bei dem neue Bewusstseins- und Modeströmungen nicht mehr Einzug in das Denken halten und überkommene Wertvorstellungen die Anpassung an den aktuell herrschenden Zeitgeist unmöglich machen, wäre ein alter Mensch gesellschaftlich »out«. Niemand würde auf so jemandes Rat hören, geschweige denn ihn zum Entwicklungsvorbild nehmen.

Nun gibt es aber auch Menschen, die zwar laut Papier alt sind, aber aufgrund ihrer äußeren Erscheinung bis zum Tod nicht alt wirken. Ganz im Gegenteil! Prominente wie Hannelore Elsner (1942 – 2019), Olivia de Havilland (1916 – 2020), Götz George (1938 – 2016) oder etwa der schon erwähnte Sean Connery (1930 – 2020) wirkten zumindest bis kurz vor dem Tod keinen Deut altersschwach. Stars wie Cher (1946), Ringo Starr (1940), Tina Turner (1939) oder Sky du Mont (1947) haben trotz ihres Alters noch heute eine agile, erotische, sehr lebendige Ausstrahlung. Ob mit oder ohne Lifting: Man bekommt Zuspruch und Anerkennung für Authentizität und Lebenswillen. Reife macht sexy, Alter stößt ab. Was reife Menschen gemeinsam haben, haben Sie längst erkannt: Sie alle sind »Gestalter« ihres Lebens und keine »Opfer«. Was dies bedeutet, davon handelt das nächste Kapitel.

»Macht« macht glücklich

Gehen wir also davon aus, dass das menschliche Bestreben nach Verwirklichung keinen Widerstand mag, die Entfaltung der eigenen Persönlichkeit Stress wie der Teufel das Weihwasser meidet, dann wird verständlich, warum alle Verhaltensstörungen und chronischen Symptome keine körperliche Ursache haben. Sie sind somit rein seelischer Natur und auch keine Krankheiten, sondern »Machterhaltungsstrategien«. Daher sind auch nur deren Auswirkungen mit somatischen Therapien zum Verschwinden zu bringen, nicht aber deren Ursache. Um die Ursache aufzulösen, müssen wir sehr weit zurückgehen.

Allein diese Unterscheidung zwischen Körper und Psyche, also Materie und Information, erklärt so ziemlich alle heutigen verhaltenspsychologischen Rätsel – beispielsweise, warum ein Raucher eher körperliche Krankheiten in Kauf nimmt, als auf die erleichternde Wirkung einer Zigarette zu verzichten. Denn die körperliche Unversehrtheit ist der Psyche leider absolut egal. Sie interessiert sich primär für ihre Handlungs*möglichkeit* – weniger für ihre Handlungs*fähigkeit*! Einen Beweis dafür, dass die Psyche keinen Rückschritt duldet, gelang dem Neurologen Mauricio Delgado von der Rutgers University in New Jersey im Herbst 2008. Er und sein Wissenschaftsteam testeten in einer Studie das Verhalten bei Niederlagen in einer Online-Auktion. Sie teilten die Teilnehmer in drei Gruppen ein: Die Mitglieder der ersten sollten für eine Auktion lediglich Gebote abgeben. Die Probanden der zweiten Gruppe sollten bei erfolgreichem Gebot eine Prämie kassieren, und die Teilnehmer der dritten Gruppe bekamen dieses zusätzliche Geld schon vorab, mussten es aber bei einer Niederlage zurückgeben. Beides läuft auf dasselbe Ergebnis hinaus, ist jedoch einmal mit Gewinn und einmal mit Verlust verbunden. Je zwei zufällig ausgewählte Teilnehmer mussten gegeneinander bieten. Das Ergebnis: Spieler der dritten Gruppe gaben durchweg die höchsten Gebote ab – aus Angst vor der Niederlage, so die Schlussfolgerung aus dem Experiment. Die Psyche duldet keinen Rückschritt, sie versucht stets, ihren Wirkungsbereich zu vergrößern, indem sie ihre Absicht manifestiert. Jeder von Ihnen, der seine Kinder schon einmal beim Mensch-ärgere-dich-nicht-Spiel hat gewinnen lassen, kann bestätigen, dass das beglückende Moment nicht im Gewinnen liegt, sondern in der Absichtserfüllung – und dazu kann ebenso das Verlieren gehören, wenn man es absichtlich macht. Ist unsere Absichtserfüllung aber eingeschränkt, so realisieren wir eine subjektive Machtlosigkeit – häuft sich diese Erfahrung, wird sie zur Grundbedingung für das Altern, so behaupte ich.

Fühlt sich ein Mensch als Opfer seines Schicksals, also fremdbestimmt, hilflos, übervorteilt, vom Leben enttäuscht, so lässt sich oft mit hoher Treffsicherheit eine subjektive Voralterung feststellen, so wie man es bei der Figur des Christian Buddenbrook aus Thomas Manns Familiensaga lesen kann: Christian, der Letztgeborene von drei Kindern, neigt stets dazu, am enormen gesellschaftlichen Erwartungsdruck zu scheitern, und scheint sich in seinem angestammten Leben sehr unwohl zu fühlen. Mit 33 Jahren hat er augenscheinlich den Abstiegsweg seines Lebens betreten. Auch sein erstgeborener Bruder Thomas, zunächst Wirtschaftsmogul und mächtiges Mitglied der damaligen Gesellschaft, erlebt seinen körperlichen Abstieg, nachdem er sich durch familiäre Zwistigkeiten seiner Kraft und seines Machtanspruches beraubt fühlt, und stirbt mit 46 Jahren. In diesen Romanfiguren zeigt sich recht deutlich, dass der Volksmund den Zusammenhang zwischen Ohnmacht und Altern längst intuitiv erkannt hat.

Was ist Stress, und wie wird man ihn wieder los?

Viele glauben, Stress sei so etwas wie Gereiztheit, Wut oder Ärger. Doch diese Gefühle sind bereits die Folge von Stress. Es gibt sehr viele verschiedene Stresshormone mit unterschiedlichen Funktionen. Sie werden ausgeschüttet, wenn das, was man erlebt, nicht mit dem übereinstimmt, auf das man sich eingestellt oder was man erwartet hat. Unser Gehirn erzeugt mit seinen neuronalen Verschaltungen elektromagnetische Wellen im Millielektronenvolt-Bereich. Rein technisch gesehen ist unser Gehirn ein Frequenzgenerator, ein Sender. Da wir verschiedene Sinne haben (Seh-, Tast-, Gehör-, Geruchs- und Geschmacksinn) und die dazugehörigen Organe, die die äußere Realität wahrnehmen und elektrisch übersetzen können, sodass das Gehirn sie interpretieren kann, ist unser Gehirn auch ein Empfänger. Das Gehirn sendet, empfängt und vergleicht Informationen. Ähnlich einer Fledermaus, die mit ihrem Echolot piepsend Ultraschallsignale ausstößt und hört, was zurückkommt.

Und das, was da gesendet wird, nenne ich unsere *Absichten* bzw. unsere *Erwartungen*. Das, was zurückkommt, nenne ich unsere *Wahrnehmungen* und unser *Erleben*. Nur einmal angenommen, ich hätte die Absicht, einen Schluck Tee aus meiner Tasse zu trinken. Dann melden meine Augen ans Gehirn: Okay, es sieht aus wie Tee. Die Absicht, es zu trinken, bleibt bestehen, ebenso wie die Erwartung, dass es auch schmeckt wie Tee. Mein Gehirn scannt das alles ab und vergleicht Input mit Output. Angenommen, ich trinke nun einen Schluck, und meine Rezeptoren im Mund sagen: »Der ist ja kalt!«, dann haben wir eine Dissonanz zwischen *Gesendet* und *Empfangen*. Das heißt, was ich da erlebe und wahrnehme, ist nicht das, was ich erwartet habe. Und dieser Unterschied, diese Dissonanz, sorgt für die Ausschüttung von Stresshormonen. Aus der Nebenniere kommen diese selbst gemachten STOPP-Schilder und signalisieren mir: »Stopp! Nicht weiter diesen Tee trinken!« (obwohl er nicht gefährlich ist). »Denn das, was du da erlebst, ist nicht das, was du erleben wolltest! Da ist ein großer Unterschied!« Und je größer der Unterschied ist, desto mehr Stresshormone werden ausgeschüttet.

Zumeist lernen wir, bei Stress solle sich das unerwünschte, unerwartete Außen im Wahrnehmen und Erleben verändern. Doch die Welt verändert sich nicht so einfach. Das stresst uns dann noch mehr. Der Wunsch, etwas zu verändern, wird größer. Wenn die Toleranz, die Akzeptanz und die Flexibilität fehlen und stattdessen Wut hochkommt, dann nenne ich das *Hass*. Doch wir haben eine Möglichkeit, anders mit dem Unterschied zwischen Erleben und Erwartung umzugehen. Wir wären in der Lage, uns einfach auf das einzustellen, was wir erleben. Wir könnten einfach unsere Gehirnwellen verändern. Wenn mir nun jemand sagt, der Tee ist kalt, weil das nämlich Eistee ist, dann kann ich mich darauf einstellen, ohne dass meine Wahrnehmung mich stresst. Ich erwarte ja gar nichts anderes! Mehr noch, die Temperatur ist für mich jetzt sogar völlig in Ordnung! Ein Wunder! Wir selbst entscheiden, ob wir gestresst sind oder nicht, allein über unsere Erwartungen. Wir können uns einfach auf etwas einstellen. Wir können aufhören, etwas zu erwarten – und schon haben wir keinen Stress!

Wenn zwei Menschen nicht einer Meinung sind, dann verbraucht deren Gehirn Serotonin, und das fühlt sich an wie Energieverlust. Wenn Sie also von Ihren Eltern, Partnern, Chefs oder anderen Quälgeistern gar nichts anderes erwarten, als dass diese genervt, unzufrieden, verständnislos und besserwisserisch sind, dann ist der Stress weg!

So funktioniert Psychosomatik

Nun wissen Sie also, dass unser Körper nicht einfach nur ein biochemischer Klumpen ist, sondern unsere Absichten und deren Erfüllung darüber entscheiden, wie wir uns verhalten, wie wir leben und wie wir letztlich aussehen. Jeder Gedanke hat einen Effekt auf den Körper, das wissen Menschen bereits seit dem Altertum. So finden wir etwa in der Bibel die Zeile: »Ein fröhliches Herz tut dem Leibe wohl; aber ein betrübtes Gemüt lässt das Gebein verdorren.« (Nachzulesen in den Sprüchen Salomos 17,22)

Ein Beispiel: Wenn Sie gestikulieren, dann steuern Ihre Gedanken Ihre Bewegungen, teilweise sogar recht vehement. Stellen Sie sich einmal vor, Sie würden jemandem von Ihrem letzten Zoobesuch erzählen. Angenommen, Sie drehen sich plötzlich um, und direkt hinter Ihnen liegt ein riesiges Krokodil. Wenn Sie davon erzählen, kann es sein, dass Sie beim Wort »riesig« die Augen weit aufreißen und die Arme ausbreiten. Doch warum tun Sie das? Antwort: Weil Ihre Gedanken den Körper steuern und dieser folglich exakt umsetzt, was Sie gerade denken. Je reichhaltiger ein Gedanke neuronal verschaltet ist, desto höher ist die durch das Ansprechen der Vernetzungen erzeugte elektrische Spannung. Diese wiederum löst, je nach Stärke, mehr oder weniger starke Muskelbewegungen und Kaskaden von Neurotransmittern aus. Beim Abrufen der Datenmenge wird eine derart große Menge elektrischer Impulse generiert, dass die entsprechenden Körperpartien angesteuert werden. Nun stellen Sie sich bitte einmal vor, Sie verspürten tagtäglich das Gefühl der ungerechtfertigten Verurteilung durch Ihren schlecht gelaunten Chef. Dieser Gedanke wird unterbewusst stets aufgerufen, sobald Sie durch irgendetwas an ihn erinnert werden. Nun wäre es ein Leichtes, dieses Gefühl aufzulösen, entweder durch Kündigung, Streit oder ein klärendes Gespräch. Doch angenommen, die Angst vor Ablehnung verhindert diese Maßnahmen, weil Sie befürchten, hierdurch noch mehr Ärger zu bekommen. Sie ändern folglich nichts auf der Verhaltensebene, das Gefühl bleibt. Was passiert im Körper? Sie werden psychosomatisieren! Unter der empfundenen Last können Sie sogar Morbus Bechterew entwickeln: Ihr Rücken wird immer krummer, so als ob Sie seit Jahren schon Kohlensäcke schleppten. Richtigerweise vermutet die Medizin, dass diese Krankheit auf eine Störung im Immunsystem zurückzuführen ist. Richtig beobachtet, falsch geschlussfolgert, sage ich da: Die *Abwehr* ist gestört. Das Immunsystem ist von der Angst vor Ablehnung offenbar gleich mitbetroffen.

Dass Angst das Immunsystem schwächt, scheint sich allerdings unter Fachleuten, insbesondere in Politikerkreisen, noch nicht herumgesprochen zu haben, denn sonst würde man angesichts ständig neuer Viren, allen voran HIV und Corona, nicht die Angst davor schüren, sondern aufklären, wie man seine Immunabwehr rasch und deutlich steigern kann. Alles, was man dazu braucht, sind Vitamine und Endorphine. Erstere wachsen auf dem Baum und in der Erde, und Letztere besorgt man sich mit Spaß und Begeisterung, mit Zugehörigkeit und Erfolgserlebnissen – kurzum mit Lebensfreude.

Krankheiten der Verdauungsorgane – wie Morbus Crohn, Colitis ulcerosa, Reizdarm, Magenbrennen – beruhen allesamt auf dieser Ursache: Immunschwäche durch Angst vor Ablehnung, die nicht aufgelöst wird. Neurotransmitter wie Adrenalin, Histamin und Acetylcholin werden ausgestoßen und regen in einer Kettenreaktion die Bildung von Magensäure an. Denn genau diese Säure ist auf körperlicher Ebene dazu da, alles von außen Kommende zu zersetzen. Der Magensäurespiegel steigt, und der Darm bekommt Schübe von nichtneutralisierter Säure. So verdaut sich der Körper praktisch selbst – nur war der Körper mit diesem Programmbefehl gar nicht gemeint.

Übrigens ist der Darm nicht nur einfach ein langer Schlauch, in dem unsere Nahrung ausgewertet wird, sondern ein Immunabwehrstoffe produzierendes Organ, und zudem ist unser gesamter Gastrointestinaltrakt – von der Mundhöhle bis zum Anus – ummantelt von einem Nervengeflecht vom Ausmaß des Kleinhirnes. *Der Darm denkt!*

Morbus Crohn in Selbsttherapie überwunden

Dass der Darm auf Traumatisierungen reagiert, zeigt folgender Bericht, den ich von einem jungen Mann, der mein Buch las und Monate später sogar die Masterclass zum tiefenpsychologischen Coach bei mir absolvierte, erhielt. Nils Christopher Bautz ist mittlerweile ein guter Freund und ein sehr erfolgreicher Coach und Sport-Mentaltrainer. Er hat sich selbst von Morbus Crohn geheilt! Hier ist seine Geschichte:

»Als die behandelnde Ärztin der Klinik für Kinder- und Jugendmedizin im hiesigen Krankenhaus die Diagnose ›Morbus Crohn‹ aussprach, brach meine Mutter sofort in Tränen aus. Ich hatte überhaupt keine Ahnung, was das für mich bedeuten würde. Ich nahm nur einige Fetzen aus dem Gespräch zwischen der Ärztin und meiner Mutter bewusst wahr. ›Jeden Tag Medikamente nehmen‹, ›Darmspiegelung‹, ›Krankenhausaufenthalt‹ – das war mir alles egal, denn ich wollte einfach nur diese Last auf meinen Schultern, diese Schmerzen und dieses Gefühl von Leere loswerden, damit ich wieder volle Leistung auf dem Fußballplatz bringen konnte. Aber meine Liebe zum Fußball sollte vorerst auf Eis gelegt werden. Denn ehe ich mich versah, lag ich im Krankenhausbett, und mir wurden ein starkes Antibiotikum und ein Kortison-Präparat intravenös verabreicht. Ich starrte an die Decke meines Zimmers, und Tränen flossen über mein Gesicht. Gedanken wie ›Ich will so nicht leben‹ und ›Warum immer ich‹ schwirrten durch meinen Kopf. Ich war 14 Jahre alt, als die chronisch-entzündliche Darmerkrankung diagnostiziert wurde. Die nächsten Jahre waren die Hölle auf Erden für mich. Dennoch kann ich meine Morbus-Crohn-

Diagnose heute, fast zehn Jahre später, als eines der größten Geschenke meines Lebens bezeichnen. Wie soll das gehen? – Es war der berühmte ›Klick‹ im Kopf, von dem Andreas Winter in seinen Büchern immer spricht!

Am 9. Juli 1998 wurde ich per Kaiserschnitt, über einen Monat früher als der errechnete Stichtag, geboren. Um auf natürlichem Wege geboren zu werden, war das Risiko, dass meine Mutter an einer Thrombose versterben würde, leider viel zu groß. Also ging es für mich nach einer turbulenten Geburt per Kaiserschnitt in den Brutkasten, was mich – von allen unbemerkt – traumatisierte. Voll mit Kabeln, alleine in diesem grellen Licht zu liegen, obwohl ich doch einfach nur diese liebevolle und sichere Wärme meiner Mutter fühlen wollte, war für mich als kleines Frühchen eine Katastrophe. Ein Gefühl von Hass stieg durch diese tiefe Einsamkeit in mir empor. Durch dieses Muster, das ich bereits im Alter von gerade einmal wenigen Tagen erlernt hatte, wurden jede Minute ohne Aufmerksamkeit und jeder Tag alleine zur Qual. Rückblickend ist es fast schon paradox, dass der Tag meiner Geburt mich Jahre später fast umgebracht hätte.

Denn Morbus Crohn war nur die erste Schicht der riesigen Wand, die sich in den folgenden Jahren vor mir aufbauen sollte. Dadurch, dass ich jeden Tag eine Handvoll Medikamente nehmen musste und trotzdem eine beachtliche Menge Blut beim Stuhlgang verlor, war ich in keiner Form belastbar. Dementsprechend war meine große Liebe Fußball nur noch eine Belastung, und anstatt leicht über den Platz zu schweben und jede Sekunde zu genießen, wurden jeder Atemzug und jeder Schritt ein Kampf zwischen meinem Kopf und meinem Körper. Ich fiel Monat für Monat tiefer in ein Loch und im Alter von 16 Jahren hatte ich nur noch einen einzigen Wunsch: den Tod. Ich wollte nicht mehr leben. Ich wollte einfach nur noch, dass diese Tragödie eines Lebens, zu dem ich verdammt war, ein Ende fände. Jeder Tag in den folgenden zwei Jahren war wie ein Kampf. Bis mich dann eine Heilpraktikerin auf die Arbeit von Andreas Winter aufmerksam machte. Sie erzählte mir von seinem Ansatz, ich kaufte mir am gleichen Tag noch das Buch ›Heilen durch Erkenntnis‹ und verschlang das gesamte Werk an einem Stück. Ein kleines Feuer entfachte sich wieder in meiner Körpermitte. Ich wollte wieder leben, denn es war nicht mehr unheilbar und aussichtslos!

Ich vergleiche meine persönliche Entwicklung in den nächsten Monaten dann häufig mit dem Yin-Yang-Symbol. Das Schwarze (Yin) symbolisiert das augenscheinlich Schlechte im Leben, und das Weiße (Yang) symbolisiert das augenscheinlich Gute im Leben. Während es sowohl im Schwarzen einen kleinen Anteil Weiß gibt, gibt es auch im Weißen einen kleinen Anteil Schwarz. Das bedeutet, dass wir aus jeder augenscheinlich schlechten Situation im Leben etwas Gutes ziehen können, aber auch aus jeder augenscheinlich guten Situation etwas Schlechtes. Deine Perspektive ist entscheidend.

Und so fing ich an, meine unterbewusste Traumatisierung aufzuarbeiten und meine Perspektive zu wechseln, die Aufmerksamkeit vom schwarzen Anteil abzuziehen und voll auf den weißen Anteil zu fokussieren. Das Gute zu sehen, dankbar zu sein, genießen zu lernen und alles im Leben als Geschenk zu betrachten. Was sich im ersten Anlauf wie ein Motivationsspruch auf einer Postkarte anhört, wollte ich tief im Unterbewusstsein emotional verankern.

Die entscheidende Erkenntnis, die mich wieder gesunden ließ, war, dass die Krankheit eine Reaktion auf eine frühkindliche Traumatisierung war, die durch Einsamkeitsgefühle getriggert wurde und schon gar nicht unheilbar war!

Ich begriff, dass meine Geburt und der damit verbundene Stress nicht das Schlimmste auf diesem Planeten waren. Der kleine, frisch geborene Nils konnte nun verstehen, dass er keinerlei Gefahr ausgesetzt war, die Zeit alleine genießen konnte und hinter der Scheibe des Brutkastens im grellen Licht Mama bereits mit liebevoller Wärme auf ihn warten würde. Durch dieses tiefe Verständnis änderte sich alles. Mein Leben wurde von einer Tragödie zu einem Geschenk. Meine Einsamkeit wurde zu Selbstliebe und Spaß am Alleinsein. Meine Angst, anders zu sein, verschwand im Feuer meiner wahren Persönlichkeit. Die Entzündung verließ meinen Körper. Die Wand vor mir zerbröselte, und Morbus Crohn war Geschichte. Die Diagnose, durch die ich so viele physische und psychische Schmerzen erlitten hatte, wurde zu einem Geschenk. Ein Geschenk, durch das ich bereits in einem jungen Alter den Zweck meiner Existenz verstehen und meine wahre Persönlichkeit entfalten durfte. Der berühmte ›Klick‹ im Kopf war in meinem Dasein verankert!«

Schwer-Hörigkeit

Ein anderes Beispiel, wie Angst zu einer körperlichen Beeinträchtigung führte und deren Auflösung einer »Reparatur« gleichkam: Vor vielen Jahren kam ein etwa 65-jähriger Mann zu mir in die Praxis, der eigentlich nur das Rauchen aufgeben und dabei etwas abnehmen wollte. Auffallend war seine besondere Schwerhörigkeit. Interessanterweise hatte mein Klient, nennen wir ihn Willi, sein Hörgerät an diesem Tag zu Hause vergessen. Er bat mich, für ihn möglichst laut zu sprechen.

Nun interessiert mich ja stets, welchen biografischen Hintergrund meine Kunden mitbringen, und so begann ich mit der üblichen Analyse seiner Kindheitserfahrungen. Willi war Kriegskind, Erstgeborener von dreien und hatte eine überaus dominante und herrische Mutter. Diese legte bei ihrem ältesten Sohn offenbar einen besonderen erzieherischen Eifer an den Tag und pflegte, um sich Gehör zu verschaffen, ihre Moralpredigten oft mit den Worten einzuleiten: »Hör zu, Freundchen …!« Das Zuhören wurde so für den bevormundeten Willi zu einer Machtlosigkeitserfahrung, weil ihm immer, wenn er zuhören musste, wieder irgendeine Einschränkung seiner Freiheit drohte.

Als Hintergrundinformation sollten Sie vielleicht noch wissen, dass viele Menschen, die sich zu einer Raucherentwöhnung entscheiden, die bange Vermutung haben, wir würden ihnen das Rauchen verbieten, Abstinenz verordnen und zum Verzicht mahnen, was bei vielen Methoden, allerdings nicht bei unserer, zutrifft. Kein Wunder also, dass Willi an diesem Tag sein Hörgerät (unterbewusst) lieber zu Hause gelassen hatte, wollte er doch eigentlich nicht hören, dass er das Rauchen, seinen »geliebten Feind«, aufgeben sollte. Um sich nicht, wie befürchtet, von mir bevormunden und sich das

Rauchen verbieten zu lassen, »sabotierte« Willi unterbewusst seinen Gehörsinn (seinen »Gehorsam!«).

Während ich ihn in eine Trance herunterzählte, rief er immer wieder dazwischen, ich solle lauter sprechen. Ich schrie ihm meine Traumreise schon fast förmlich in die Ohren. Doch

Praktische Übung Nr. 3: Anti-Stress-Maßnahme

Legen Sie sich bequem hin und schließen Sie die Augen (nachdem Sie das hier gelesen haben).
Überlegen Sie, was Sie an Alltagszwang und Routine stört. Was Sie glauben zu müssen, obwohl Sie es nicht wollen. Etwa:

- → früh aufstehen
- → mittags essen
- → abends zu Bett gehen
- → auf die Gesundheit achten
- → Verwandte anrufen
- → Eltern besuchen
- → Haushaltsarbeiten erledigen usw.

Überlegen Sie nun:

- → Müssen Sie das wirklich?
- → Ist das zwangsläufig, unterliegt das einer unumgänglichen Gesetzmäßigkeit?
- → Was geschieht tatsächlich, wenn Sie das nicht oder erst später tun?
- → Was befürchten Sie? Wie gefährlich ist das wirklich?
- → Was möchten Sie stattdessen tun?
- → Wie könnten Sie das so arrangieren, dass es konfliktfrei ist und auf Zustimmung stößt?

was geschah, als ich mit meinem »Ermächtigungscoaching« fertig und die Freiheit zum Rauchen oder Nichtrauchen wiederhergestellt war? Ich bat ihn mit leiser und ruhiger Stimme, er möge seine Augen langsam wieder öffnen – und Willi öffnete die Augen. Er hörte meine leisesten Worte mühelos wie ein Luchs. Es hatte ja für ihn auch keinen psychischen Nachteil mehr zu hören, sondern nun einen Vorteil – das Wissen um seine Entscheidungsfreiheit.

Unser Coaching bringt Freiheit und nimmt sie nicht. Wir sehen wieder einmal: Es sind unsere eigenen Gedanken, die uns Alterserscheinungen hervorbringen lassen, und nicht so sehr die verstrichene Lebenszeit.

Stressmacher Glaubenssätze

Wir glauben alle so viele Dinge, die wir nicht beweisen können oder die schlichtweg falsch sind. Einige Beispiele dafür, wie wenig wir tatsächlich wissen, sind:

Glaubenssatz: *Die Erde ist rund.* Nun, zumindest ist sie wahrscheinlich ein Oval, es gibt aber auch Wissenschaftler, die sogar das infrage stellen, und damit meine ich noch nicht einmal die Vertreter der »Flache-Erde-Theorie«, sondern Quantenphysiker, die uns vor über 100 Jahren schon erklärten, dass Materie, genauer: Atome, pulsierende Kraftfelder sind. Die Erde ist also möglicherweise ein pulsierendes Kraftfeld. Ebenso vertreten viele Physiker die Ansicht, die Sonne wäre nicht heiß, sondern es werde nur dann Hitze erzeugt, wenn man eine Messung vornimmt beziehungsweise den Sonnenstrahlen eine Reflexionsfläche bietet (und seien es auch nur Staubpartikel oder Luftmoleküle).

Etwas praxisnähere Glaubenssätze sind: *Wir müssen eines Tages sterben.* Wir haben bereits darüber gesprochen, dass diese Aussage bislang nicht zu beweisen ist, da weder Atome noch Information sterblich sind. Dass der Kontakt von der Seele zum beseelten Körper abreißen kann und der Körper dann dem Zerfall ausgesetzt ist, das ist schon eher wahrscheinlich, wie jeder nachvollziehen kann, dem schon mal der Mobilfunkkontakt in einem Funkloch abgerissen ist, woraufhin die Kommunikation erstarb.

Oder der Glaubenssatz: *Mit Anstrengung wird man erfolgreich.* Jeder Musiker oder Sportler wird Ihnen beweisen, dass man mit Begeisterung viel erfolgreicher wird und dadurch mühelos Ziele erreichen kann, für die andere, die Musik oder Sport nicht mögen, sich richtig anstrengen müssten.

Das alles sind recht harmlose Glaubenssätze, mit denen wir durchaus gut leben können. Problematisch wird es, wenn falsche Glaubenssätze Schaden anrichten, wie etwa:

Ein Mensch muss täglich essen. Abgesehen davon, dass in der zivilisierten Welt rund 50 Prozent der produzierten Nahrung weggeworfen werden, benötigen wir von der verbleibenden Menge nur einen winzigen Bruchteil, denn bei dem lächerlichen Gesamtumsatz in unserem Alltag reicht es völlig aus, wenn wir uns alle paar Tage einmal satt essen. Tragisch ist das, weil weltweit rund eine Milliarde Menschen hungern, obwohl es mehr als reichlich Nahrung auf der Welt gibt. Menschen kommen mit erstaunlich wenig Nahrung aus, wissen das aber nicht. Denn stattdessen denken wir am Abend: »Ich muss heute noch unbedingt etwas essen, ich habe nur gefrühstückt.« Jeder, der schon einmal gefastet hat, weiß, dass er nicht tot umfällt, nur weil er einmal zwei Wochen lang nichts gegessen hat.

Meine Frau Andrea und ich haben im Jahr 2021 einen Selbstversuch unternommen. Ich aß innerhalb von zwei Monaten zweimal zwei Wochen lang nichts. Gar nichts. Und sie aß sogar drei Wochen lang am Stück nichts, nur um zu schauen, was passiert. Nichts ist passiert, außer dass man dadurch gesünder und energiereicher wird.

Viele Menschen glauben, *wenn es kalt ist, holt man sich eine Erkältung*. Alle Völker oberhalb des 30. Breitengrades müssten dann ja dauererkältet sein. Wenn man aufgrund der Temperatur Stress empfindet, kann man krank werden. Das hat aber nichts mit Kälte zu tun, sondern mit fehlender Anpassung an die Temperatur. Wenn Sie aus dem Eisbaden-Urlaub in Sibirien kommen, erscheint Ihnen das winterliche Deutschland mit seinen minus vier Grad muckelig warm.

Andere schädliche Glaubenssätze, die einfach falsch sind, lauten: *Rauchen macht krank und süchtig*. Das ist eine gefährliche Lüge, mit der Raucher davon abgelenkt werden, dass sie ganz einfach aufhören können zu rauchen (wenn sie wissen, wie), und zudem auch noch aus lauter Angst krank werden. Aber es werden nicht alle Raucher krank. Altkanzler Helmut Schmidt hat bewiesen, dass ein Mensch bei 80 Zigaretten täglich durchaus 96 Jahre alt werden kann. Ich kenne Hunderte von Rauchern, die jahrelang qualmen und nicht krank geworden sind.

Ein weiterer Unfug ist der Irrtum, *dass ein »trockener Alkoholiker« niemals wieder einen Tropfen Alkohol konsumieren darf, noch nicht einmal eine Weinbrandbohne, sonst würde er rückfällig*. Da schlage ich nur die Hände über dem Kopf zusammen angesichts der fürchterlichen Familiendramen, die durch diesen Aberglauben entstehen. Natürlich muss man die Ursache des Alkoholismus auflösen, aber dann muss der frischgebackene Nicht-Alkoholiker wieder genauso mit Alkohol umgehen wie ein üblicher Genusstrinker. Es sind nämlich nicht die Menge oder die Regelmäßigkeit, die einen zum Alkoholiker machen, sondern der *Grund* zum Trinken.

Ein weiterer brutal dummer Glaubenssatz ist, *man müsse nachts sechs bis acht Stunden schlafen, um sich zu erholen*.

Da dies wirklich totaler Blödsinn ist, der lediglich der Schlafmittel-Industrie nützt, aber Millionen von Menschen aufgrund von Schlafstörungen schneller altern lässt, möchte ich das etwas eingehender behandeln.

Was steckt hinter Einschlaf- oder Durchschlafstörungen?

Schlafstörungen lassen einen Menschen sich wie gerädert fühlen – und das wäre gar nicht nötig, denn meist ist der Schlaf gar nicht gestört, sondern der natürliche Rhythmus des Menschen.

Schulversagen, Arbeitsplatzverlust oder Unfälle entstehen dadurch, dass Menschen sich seit Jahren schon im Schlaf nicht erholen.

Interessanterweise berichten viele Menschen mit Erschöpfungszuständen, dass sie sich am Abend, wenn üblicherweise langsam die Nachtruhe eintreten sollte, noch am leistungsfähigsten fühlen, dass sie teilweise bis tief in die Nacht hinein wach liegen und paradoxerweise nicht schlafen können.

Was aber macht den Tag zur Qual und die Nacht zur Kür? Was ist es, das im Extremfall zum gefürchteten Burnout-Syndrom führen kann?

Die Ursache liegt im Verborgenen: Meistens ist es eine tief sitzende Angst vor Ablehnung, erzeugt im frühen Kindesalter, die mit eiserner Disziplin überspielt wurde. Es ist das Gefühl, nicht zu genügen, sich durch Leistung eine Existenzberechtigung erarbeiten zu müssen. Fehlendes Selbstwertgefühl ist ein wichtiger Grund, der aus einem Menschen eine *Pflichterfüllungsmaschine* macht, die viel zu lang schon hochtourig läuft und einen seelischen Kolbenfresser entwickelt. Bloß nicht nachlassen, nur nicht versagen, auf keinen Fall Schwäche zeigen – das ist es, was den Motor zum Qualmen bringt. Herzprobleme und Suizidgedanken sind naheliegend.

Botenstoffe wie Serotonin, Noradrenalin und Dopamin, die dringend für Antriebsstärke und Leistungsfähigkeit gebraucht werden, sind dann nicht mehr ausreichend im Gehirn des Betroffenen vorhanden.

Selbstverständlich ist ein Gefühl von Müdigkeit noch lange nicht pathologisch. Schließlich werden wir ja alle täglich müde und müssen schlafen. Chronischer Schlafentzug macht krank. Wir brauchen unseren Schlaf. Aber wie viel Schlaf brauchen wir? Und vor allem, wann und aus welchem Grund? Rund 33 Prozent unseres Lebens verschlafen wir, Katzen sogar doppelt so viel. Würden wir auf Dauer täglich nur drei Stunden zur Ruhe kommen, bekämen wir ohne spezielle Anpassung daran ein ausgewachsenes gesundheitliches Problem. Es gibt zwar Menschen, die mit wenigen Stunden Schlaf pro Tag auskommen, doch ist dies eher die Ausnahme. So soll der französische General und Kaiser Napoleon Bonaparte (1769 – 1821) nur vier Stunden am Tag geschlafen haben, während dem deutschen Physiker Albert Einstein (1879 – 1955) 12 bis 14 Stunden Schlaf nachgesagt werden.

Erdhörnchen schlafen im Jahr ganze neun Monate. Das ist sicher beneidenswert in den Augen aller, die mit Schlafstörungen zu kämpfen haben. Aber wenn wir verdächtig oft müde sind, wenn wir zu Tageszeiten mit dem Schlaf kämpfen, an denen wir eigentlich fit sein sollten, dann stimmt etwas nicht.

Interessanterweise sind Schlaf und Müdigkeit in unseren Breiten gesellschaftlich verpönt. Wir beschimpfen unsere Mitmenschen als *Schlafmütze, Penner* und *Faultier*. Wir ermahnen: »Schlaf nicht ein!«, »Träum nicht herum« – und verweisen mit Sprichwörtern wie »Morgenstund' hat Gold im Mund!« oder »Der frühe Vogel fängt den Wurm« darauf, dass morgens von uns Leistungsbereitschaft erwartet wird.

Was programmiert die innere Uhr?

Mit Ausdrücken wie *Nachteule, Nachtschattengewächs* oder *Nachtschwärmer* wird abwertend ausgedrückt, dass die Nacht zum Schlafen genutzt werden sollte – und nicht etwa zum Vergnügen! Dem Phänomen, dass es auch nachtaktive Menschen gibt, deren Leistungskurve am Nachmittag erst ansteigt und morgens ganz unten ist, wird damit nicht Rechnung getragen. Die medizinische Forschung jedenfalls konnte noch nicht alle damit verbundenen Rätsel lösen. Der Nobelpreis für Medizin ging im Jahr 2017 an die drei amerikanischen Forscher Jeffrey C. Hall, Michael Rosbash und Michael W. Young. Sie wiesen ein Protein im Körper nach, welches als sogenannte »innere Uhr« unabhängig vom Tageslicht und einer Zeitumstellung das Schlafhormon Melatonin reguliert. Dieses Taktgeber-Molekül, welches die Preisträger entdeckten, soll angeblich dafür sorgen, dass sich der Organismus an die Drehung der Erde ankoppelt und uns morgens munter und abends müde macht. Ob wir wirklich alle so programmiert sind, darf man allerdings infrage stellen.

Der in Rumänien geborene Wissenschaftler Franz Halberg (1919 – 2013) entdeckte und benannte den für das Leben wichtigen zirkadianen Rhythmus und erkannte Zyklen vieler anderer Längen, z.B. wöchentliche, monatliche, jährliche sowie Sonnen-, Mond- und andere Zyklen. Professor Halberg verdanken wir die Erkenntnis, dass die Synchronisierung dieser Zyklen zwar genetisch angelegt, aber eben nicht starr festgelegt ist. Sie können durch unsere Lebensweise beeinflusst werden. Man ist nicht durch Vererbung entweder eine Lerche (Morgenmensch) oder eine Eule (Nachtmensch), sondern kann dies durchaus verändern.

Diese Erfahrung musste auch der siebenjährige Marco machen. Wie viele Kinder hörte auch er Abend für Abend den Satz: »Ab ins Bett mit dir!« So gut wie am Ende jedes Tages hatte seine Mutter Martina große Mühe, ihn zu bändigen. Der Junge erfand stets neue Ausreden, warum er einfach nicht schlafen gehen wollte. *Pipimachen, Hunger, Durst* oder *noch eine Geschichte hören* gehörten zu seinem Standardrepertoire, mit dem er die Schlafenszeit hinauszuzögern versuchte. Hingegen war der Zweitklässler am Morgen wie in Narkose, wenn es darum ging, endlich aufzustehen und zur Schule zu gehen. Es reichte nicht, dass der Wecker Sturm klingelte, meistens musste Martina ihren Sprössling eindringlich auffordern, endlich aus den Federn zu kommen. Dementsprechend energisch bestand sie auch darauf, dass Marco sich an die Zubettgehzeit hielt. Doch Protest war stets die Reaktion.

Vor Kurzem erhielten die Eltern für ihren Sohn vom Kinderarzt die Diagnose ADHS. Gewundert hat sie das nicht, war er doch schon von klein auf eher quirlig und überaus aufgeweckt. Nur in der Schule ging es nach kurzem Glanzstart steil bergab mit seinen Leistungen. Robert, ein Arzt und Freund der Familie, wusste Rat. Ein Medikament mit dem Wirkstoff Methylphenidat, bekannt als Ritalin, sollte Marcos Hirnstoffwechsel regulieren. Wie lange der Junge das Medikament brauche, um geheilt zu werden, konnte der Mediziner allerdings nicht mit Bestimmtheit sagen. Auch Martinas bange Frage, ob das Betäubungsmittel Ritalin nicht die Parkinson-Krankheit im Alter begünstige, wie der Göttinger Hirnforscher Gerald Hüther nachgewiesen hat, konnte der Arzt nicht beantworten. Ebenso wenig wie die Frage, warum Marco einerseits so aufgedreht war, andererseits in der Schule manchmal fast einschlief.

Dabei ist die Antwort relativ leicht zu finden, wenn man es fertigbringt, einen Faktor mit in die Gleichung einzubringen, der in der Medizin, in der Psychiatrie, in der Pädagogik, ja sogar in der Psychologie entweder abgelehnt oder zumindest nicht ernst genommen wird, weil er wissenschaftlich nicht fassbar scheint: Es ist der Faktor der *subjektiven*, emotionalen Bewertung. So ist nämlich entscheidend, wie ein Mensch das, was er erlebt, *interpretiert*. Dieser Faktor schließt die viel bemühte *Objektivität* im menschlichen Verhalten kategorisch aus. Menschen sind keine Objekte. Sie sind keine biochemische Maschine. Menschen sind auf einer formalen Ebene sicherlich gleich, haben aber eine individuelle Persönlichkeit, so unterschiedlich wie ein Fingerabdruck. Menschen haben zudem ein Unterbewusstsein. Dieses läuft wie ein *Hintergrundprogramm*, das darüber entscheidet, aus welchem Grund man etwas tut oder unterlässt. Diese Entscheidung hat einen derart immensen Einfluss auf unseren gesamten Hirnstoffwechsel, dass es meiner Ansicht nach an einen grob fahrlässigen Kunstfehler grenzt, den subjektiven Faktor unberücksichtigt zu lassen. Es sind nämlich nicht die rationalen, bewussten Entscheidungen, die unser Verhalten steuern, sondern ganz im Gegenteil: die Emotionen. Sie arbeiten im Unterbewussten und steuern den Hormon- und Neurotransmitterhaushalt sowie den Stoffwechsel. Emotionen unterliegen allesamt einer persönlichen, subjektiven Bewertung und lassen Botenstoffe ausschütten – oder eben auch wieder einstellen. Es macht somit einen großen Unterschied, ob ich glaube, etwas tun zu müssen, oder ob ich etwas tun will!

Der Vorsitzende des Bremer Hausärzteverbandes, Dr. med. Hans-Michael Mühlenfeld, glaubt, mögliche Ursachen für Müdigkeit könnten ein extrem langsamer Herzschlag, Blutarmut, Diabetes, Schilddrüsenprobleme oder das Schlaf-Apnoe-Syndrom sein. Zudem könnten Medikamente ebenso müde machen wie übermäßiger Alkoholkonsum. Dr. Mühlenfeld gibt aber unumwunden zu bedenken, es ließe sich oftmals für Müdigkeit keine körperliche Ursache finden; eher seien wohl psychische Belastungen, wie ständiger Stress in der Arbeit oder Angststörungen, Gründe für Erschöpfung.

Marco jedenfalls hatte rasch die Erfahrung gemacht, dass die Schule für ihn kein Ort des begeisternden Interesses ist, sondern dass ihm diese aufgrund des mit ihr verbundenen Erwartungsdrucks eine Menge Disziplin abverlangt. Abends jedoch wurde es für ihn immer interessant. Die Eltern waren zusammen im Wohnzimmer, und er wollte einfach mit dabei sein.

Ein weiterer Faktor ist, dass die tägliche Leistungskurve von Einflüssen während der Embryonalentwicklung beeinflusst wird. Neun Monate lang spürt das Baby im Mutterleib den Tages- und Nachtrhythmus der Mutter und reagiert entsprechend darauf. Nach der natürlichen (das heißt naturbelassenen, nicht durch Zivilisationsstress beeinflussten) Schwangerschaftsdauer von durchschnittlich 273 Tagen[10] erfolgt die Geburt innerhalb von weniger als einer Stunde nach dem Blasensprung, der vom Baby ausgelöst wird. Und zwar dann, wenn es sich wach und kräftig genug fühlt, mit einem deutlichen Stresshormonsignal die Wehen als *Befreiungsschlag* einzuleiten. Den hierdurch entstehenden Tagesrhythmus kann man bis ins hohe Alter beibehalten. Wenn die Geburt allerdings verzögert wird und daher länger dauert, muss man die Geburtsdauer beim Errechnen der Leistungskurve mitberücksichtigen.

Eine Leserin schrieb mir: »Bei meiner Tochter hatte ich um 12 Uhr mittags den Blasensprung, und geboren ist sie nachts um

1 Uhr. Doch sie ist keineswegs nachtaktiv, um die Zeit möchte sie in Ruhe schlafen. Bei meinem Sohn begannen die Wehen gegen 22 Uhr, geboren ist er morgens um 7 Uhr, und er neigt zu Nachtaktivität und hat eher wenig Ambitionen als Frühaufsteher.« Nicht die faktisch vollzogene Geburt ist der Taktgeber, sondern etwas, das die Geburtswehen auslöst. Wenn Kinder sich stundenlang durch den Geburtskanal kämpfen, weil die Mutter sich zu gestresst fühlt, sich zu viele Sorgen macht, kann das übrigens traumatisch für das Kind sein.

Wie wenig körperliche Ruhe ein Mensch tatsächlich braucht, sieht man zum einen daran, dass das Herz, wie die meisten anderen Organe auch, kein Nickerchen macht. Dieser Muskel arbeitet ohne Probleme 24 Stunden am Tag, ein ganzes Leben lang! Zum anderen werden Sie, wenn Sie viel Sport getrieben oder Ihren Garten umgegraben haben, vielleicht danach auf dem Sofa für eine halbe Stunde einschlafen. Diese Zeitspanne reicht aus, um Ihre Zellen wieder mit ATP (Adenosintriphosphat), dem chemischen Brennstoff Ihrer Zellbatterien, zu versorgen.

Mit Kurzschlaf-Techniken (Super-Sleeping) schalten Sie Ihren Großrechner für ein paar Minuten auf Stand-by: Ihr Körper und Ihr Geist machen Pause und bekommen dadurch Ruhe. Ihre Immunabwehr wird nachweislich gestärkt, Ihr Stoffwechsel harmonisiert, Ihre Muskeln bekommen wieder Energie, und Sie fühlen sich erholt wie nach einem Mittagsschlaf. So etwas können Sie ganz leicht lernen, indem Sie sich aufs Sofa legen und sich fest vornehmen, zehn Minuten lang zu schlafen. Nach ein paar Versuchen klappt das in der Regel ganz gut. Der berüchtigte Büroschlaf ist meist auch nichts anderes als eine Form von Ruhe, denn die erste echte Tiefschlafphase, in der man von Schlaf sprechen kann, beginnt erst ca. 25 Minuten, nachdem Sie die Lider geschlossen haben.

Praktische Übung Nr. 4: Super-Sleeping und ohne Wecker wach

Legen Sie sich bequem hin. Merken Sie sich die aktuelle Uhrzeit. Schließen Sie die Augen und stellen Sie sich vor, Sie würden nun genau nach zwanzig Minuten wieder putzmunter sein. Visualisieren Sie gedanklich die Zeiger der Uhr, derweil Sie langsam in den Schlaf abtauchen. Wenn alles geklappt hat, werden Sie nach genau zwanzig Minuten wieder wach und fühlen sich sehr erholt. Mit ein bisschen Übung können Sie so auch Ihren Nachtschlaf programmieren und ohne Wecker wach sein.

Sie können Ihren Schlaf und Ihren Erholungswert selbst regulieren. Schauen Sie zunächst, warum Sie nicht gut schlafen (Geburtszeit, Traumen, Schuldgefühle), und machen Sie sich bewusst, dass Sie ein Recht auf erholsamen Schlaf und Ihren eigenen Tagesrhythmus haben. So lapidar das klingt – das reicht oftmals schon, um die Qualität des Schlafes und den damit verbundenen Erholungswert zu steigern.

Symbole, die krank machen

Kommen wir zur Symbolsprache des Körpers.

Klären wir kurz, was überhaupt unter einem Symbol zu verstehen ist. Das Wort leitet sich vom griechischen »symballein« ab und bedeutet »zusammenwerfen«. Ein Symbol besteht aus mindestens zwei Informationen, A und B, die man gedanklich in einen gemeinsamen Zusammenhang bringt. Dies hat zur Folge, dass die Bedeutung von Information A auch durch Information B wahrgenommen wird. Hier steht die eine Bedeutung stellvertretend für die andere und löst entsprechende Reaktionen aus. Dabei ist völlig egal, ob Information B vorher bedeutungslos war. Die jeweilige Bedeutung ist von Lernprozessen abhängig und individuell. Mögliche Symbolpaare sind etwa:

- der Besitz von aufwendig bedruckten Papieren einer Banknote = Macht, hoher Sozialstatus – oder auch Gier und Oberflächlichkeit;
- das Einatmen des Qualmes einer weißen Papierhülle mit einer getrockneten Tabakpflanze = Mündigkeit, Erwachsensein, Unabhängigkeit – oder auch Leichtgläubigkeit und Charakterschwäche;
- das Ignorieren einer roten Ampel an einer Verkehrskreuzung = Gesetzesbruch und Gefahr – oder auch Selbstsicherheit und Entscheidungsfreiheit;
- Champagner = Reichtum, Feierlichkeit – oder auch Standesdünkel und Selbstwertstörung;
- Bier = Solidarität in sozialer Unterschicht – oder auch Nahrungsmittel;
- Wein = Intellekt und Kultur – oder auch Religiosität;
- teure, saubere, schmale Brille = Bildung – oder auch Bescheidenheit;

- billige, schmierige, dicke Brille = Dummheit – oder auch Fokussierung aufs Wesentliche;
- Krawatte = Angepasstheit, Regelkonformität, Sicherheit – oder auch Verlogenheit, Heimtücke;
- Lederjacke = Rebellion, Unfolgsamkeit – oder auch Nachhaltigkeit, Qualitätsbewusstsein;
- vegane Ernährung = verantwortlich und mitfühlend – oder auch neoliberal und linksfaschistisch;
- karnivore Ernährung = ignorant und unzivilisiert – oder auch erdverbunden und weise.

Wir können diese Reihe endlos fortführen. Ich will darauf hinaus, dass Sie allem, wirklich allem, eine Bedeutung zusprechen können, die Ihnen womöglich niemand nachempfinden kann, dass Sie aber dennoch mit Ihrem Empfinden für sich völlig recht haben. Die Kunst der semiotischen Analyse bringt die Ursprungselemente wieder auseinander und gestattet somit die Bedeutungsentkoppelung.

Halten wir fest: Symbolik bedeutet, das Original mit etwas Zusätzlichem zu verknüpfen, »zusammenzuwerfen«, sodass das Gefühl oder Verhalten eines Menschen oft nicht aus dem resultiert, womit er sich gerade bewusst beschäftigt, sondern daraus, was unterbewusst damit verbunden, also in einen Zusammenhang gebracht worden ist.

Oder glauben Sie etwa, dass ein Raucher raucht, weil er gerne Gift einatmet, dessen Wirkung er ja noch nicht einmal bemerkt (wie ich Ihnen später noch genauer erläutern werde)?

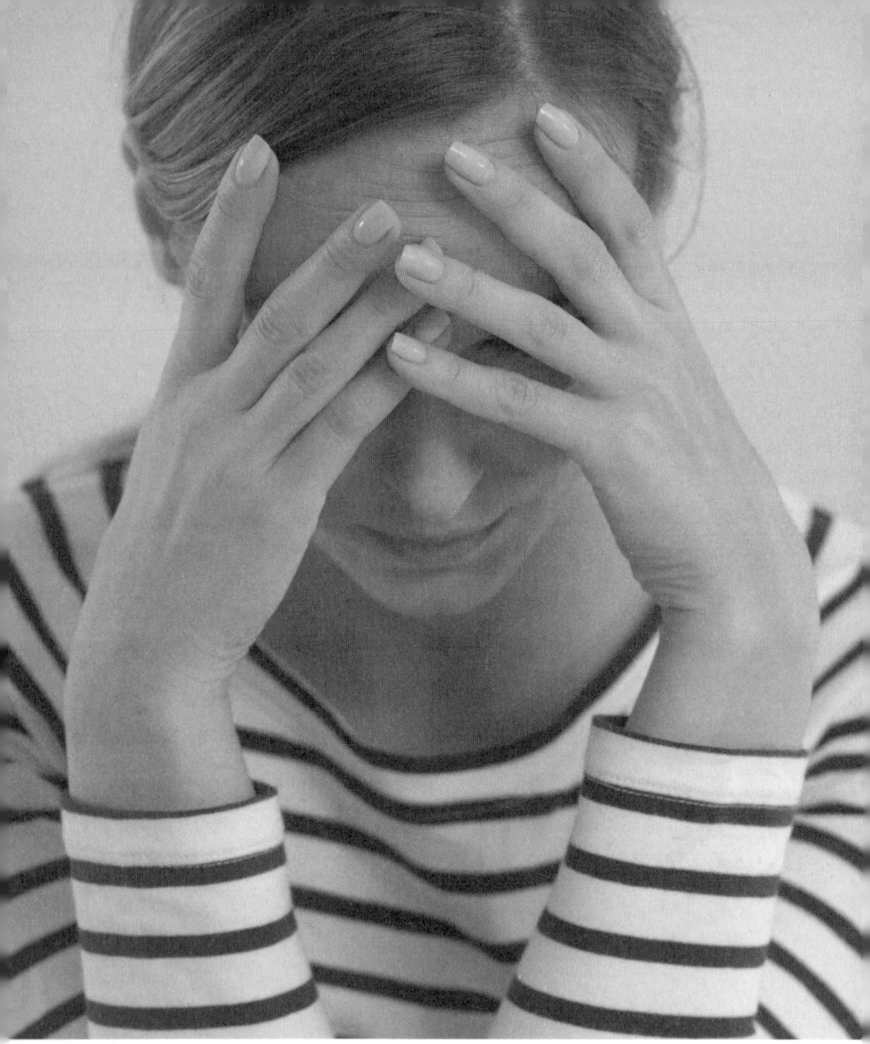

3. Live aus der Praxis: Nenn mir Deine Krankheit, und ich nenne Dir Dein Trauma

»Wie oben, so unten; wie innen, so außen; wie der Geist, so der Körper« **(Hermes Trismegistos)**

Obwohl es sich bei Psychosomatik um ein sehr ernstes und kontrovers diskutiertes Thema handelt, sollte man keinerlei Berührungsängste damit haben. Zum einen weil es uns alle betreffen kann, und zum anderen weil sich die »tickende Bombe« auch wieder »entschärfen« lässt. Dazu braucht man nur ein bisschen Analyse- und Interpretationsfähigkeit.

Herzinfarkt aus Einsamkeit

Das Herz. 24 Stunden am Tag schlägt dieser 260 bis 310 Gramm schwere Muskel und pumpt an einem Tag mit 100.000 Schlägen zwischen 7.000 und 8.000 Liter Blut durch unsere 100.000 Kilometer langen Blutgefäße. Damit ist es für funktional denkende Menschen eine Arbeitsmaschine, eine Pumpe. Die meisten Männer sind durch ihre »maskuline« Sozialisation in ihrer Denkweise funktional orientiert, während Frauen durch die »feminine« Erziehung eher ästhetischen Betrachtungsweisen folgen. Bekommt ein Mann einen Herzinfarkt, liegt das meist an einem subjektiven Überlastungsempfinden, während Koronarerkrankungen bei Frauen häufig auf eine Unterversorgung des Herzens in der klassischen Symbolbedeutung zurückzuführen sind: Sie fühlen sich nicht geliebt.

Im Jahr 2001 kam eine 60-jährige Dame in meine Praxis, die seit geraumer Zeit in unregelmäßigen Abständen nächtliche Anfälle von Angina pectoris erlitt. Dieses Symptom, hervorgerufen durch eine akute Minderversorgung des Herzens, verursacht quälende Schmerzen hinter dem Brustbein und erzeugt nicht selten ein Panikgefühl. Bei der Abfrage ihrer Lebensumstände gab sie an, sich in ihrer »erkalteten Ehe« mit ihrem Mann »arrangiert zu haben«. Zu Anfang ihrer Leidensgeschichte machte sich ihr Mann noch ernste Sorgen, besorgte Medikamente und kümmerte sich, so gut er konnte, um seine leidende Frau. Im Laufe der Zeit kamen ihre Anfälle aber immer häufiger, und ihr Mann wurde immer hilfloser, bis sie sich darüber beklagte, dass ihr verständnisloser Gatte schließlich regelrecht genervt dazu überging, bei jedem Anfall den Notarzt zu rufen, und seine Frau ins Krankenhaus abtransportieren ließ. Ab da schlich sie sich nachts bei einem Anfall »wie ein geprügelter Hund« in die Küche und »saß« weinend und zitternd den Anfall »aus«. Ich brauchte ungefähr 30 Sekunden, um mir darüber klar zu werden, dass diese Frau ihrem Mann zeigen wollte, dass ihr »Herz unversorgt« war. Jedes Symptom hat eine Adresse, an die es sich richtet. Sie hoffte darauf, dass ihr Partner sie liebevoll in den Arm nahm, sich für ihre Gefühle interessierte und sie verstand. Sie wünschte sich nichts sehnlicher als Liebe, um die sie nicht zu kämpfen brauchte.

Er hingegen versuchte mit seiner »männlichen Art«, sie zu versorgen, Lösungen zu finden, und kam erst gar nicht auf die Idee, das Symptom zu interpretieren. Er brachte das Geld nach Hause, baute ihr ein Haus, arbeitete wie ein Pferd, und sie fragte sich offenbar die ganze Zeit, wo der Mann, der sie einst voller Verehrung geheiratet hatte, wohl geblieben sei. Den beiden fehlte ganz offenbar die gemeinsame »Sprache«. Ein lebenslanges Missverständnis brachte sie auseinander und hätte diese Frau beinahe getötet. Dabei hätte sie lediglich die richtigen Worte finden müssen, um ihrem Mann klarzumachen, dass ihr Wohlstand und Luxus nichts brachten, wenn sie dabei keine erfüllte Partnerschaft hatte. Sie hätte ihn nicht mit Symptomen, die er ohnehin nicht verstand, erpressen dürfen, sondern hätte sich die Mühe machen müssen, ihm begreiflich zu machen, was sie wirklich wollte. Er hingegen hätte nur zu erkennen brauchen, dass nicht Haus, Geld und Schmuck der von ihr ersehnte Liebesbeweis waren, sondern Nähe, zuvorkommende Liebe, gemeinsame Zeit und Verständnis. Seine Frau nachts einfach in den Arm zu nehmen, zu trösten, zu streicheln, an ihrem Haar zu schnuppern und mit ihr fantasievoll zu träumen, hätte mit Sicherheit mehr gebracht als jeder Notarzt. Und ich wette, liebe Leser, dass die maskulin Orientierten unter Ihnen nun denken: »Quatsch! Bei einem Angina-pectoris-Anfall in den Arm nehmen und romantisch quasseln, das ist fahrlässig unterlassene Hilfeleistung.« Und ich wette ebenso, dass die feminin Orientierten unter Ihnen genauso reagieren wie meine Kundin damals, als ich ihr meine Vermutung schilderte und sie den Zusammenhang zwischen kaputter Ehe und Herzanfall erkannte. Sie kämpfte mit den Tränen, weil sie sich zum ersten Mal wirklich verstanden fühlte. Sie jedenfalls gab mir recht.

Gemäß meiner Devise »Ohne Happy End geht bei mir keiner nach Hause« führte ich mit ihr eine kleine Hypnose-Sitzung durch, in welcher sie sich in die Lage ihres Mannes versetzen sollte. Ich ließ sie einige Minuten lang nachempfinden, mit welchen Absichten er sie in die Klinik einweisen ließ, und dabei seine Besorgtheit und Hilflosigkeit spüren, sodass sie seinen Liebesbeweis darin erkennen konnte. Nach einigen Wochen bekam ich eine Rückmeldung von ihr. Sie war mit ihrem Mann im Urlaub gewesen. Nicht in einer komfortablen Hotelanlage, in der man sich den ganzen Tag aus dem Weg gehen kann – nein! Sie waren für zwei Wochen in einem gemieteten Wohnmobil unterwegs. Und sie sagte, es war für sie die schönste Zeit ihres Lebens, sie hätten sehr viel miteinander gesprochen! Ob sie in dieser Zeit einen Herzanfall hatte, hielt ich angesichts ihrer strahlenden Augen für überflüssig zu fragen. Ich wette aber, sie bekommt nie wieder einen solchen.

Prostatakrebs als Selbstbestrafung

Reinhard war 65, als er von seinem Arzt die erdrückende Diagnose eines malignen Prostatakrebses bekam. Völlig verzweifelt bat er meinen Kollegen Holger um einen Termin, weil er glaubte, mit einer psychologischen Ursachenanalyse würde er zumindest der Metastasenbildung vorbeugen können. Nach kurzer Rücksprache mit mir erklärte mein Kollege seinem Kunden die Psychologie seines Symptoms: das Vernichten der eigenen, maskulinen Geschlechtsfähigkeit vor dem Hintergrund einer vom Ehemann sexuell bedrängten Mutter, die für ihn in der Kindheit – im Gegensatz zum Vater – eine positive Bezugsperson gewesen war. Mit diesem Eltern-Muster suchte Reinhard sich eine entsprechend »anständige« und »sexuell eher desinteressierte« Ehefrau, die er selbstverständlich ebenfalls nicht mit seinen erotischen Wünschen bedrängen wollte. Doch wohin mit seinen sexuellen Bedürfnissen? Ganz einfach: *Vernichten!* Krebs ist kein Zufall, werde ich nicht müde zu betonen, sondern *die Folge einer krank machenden Lebensweise*. Mein Kollege reflektierte in einem dreistündigen Termin all die Zusammenhänge und erzählte mir danach, beim Kunden hätte es »so richtig ›klick‹ gemacht«.

Genau zehn Tage später hatte ich einen Anruf von einem fassungslosen Holger auf der Mailbox: Sein Kunde käme gerade von der klinischen Untersuchung wieder – es sei kein Befund mehr festzustellen. Der PSA-Wert, mit dem man auf ein Prostatakarzinom schließen kann, sei von alarmierenden 22 Mikrogramm pro Milliliter Blut auf nahezu unverdächtige acht Mikrogramm gesunken. Wunderheilung? Quatsch! Das Gehirn kontrolliert permanent jede einzelne unserer Körperzellen, und wenn wir uns krank denken, so entwickeln sich unsere Zellen dementsprechend. Denken wir anders, leben wir anders.

Hochgeschwindigkeits-Krebsheilung

Ich selbst bin mein eigenes bestes Beispiel: Ich bekam Mitte 2019 eine Krebsdiagnose. Hodenkrebs, rechte Seite. Nun, das hatte mich noch nicht sonderlich beunruhigt, kommen doch zu mir ins Institut Menschen aus aller Welt mit ähnlichen Problemen, denen mein Team und ich bislang wunderbar helfen konnten. Etwas besorgt wurde ich jedoch, als meine Ärztin mir sagte, wenn ich keine Chemotherapie machte, hätte ich nur noch wenige Wochen zu leben.

Verflixt! Ausgerechnet Chemo! Und das mir! In meinen Vorträgen betone ich oft, dass Chemotherapie neben Bestrahlung und Amputationen das Schlimmste ist, was man einem Menschen antun kann. Ich begann sofort mit Gegenmaßnahmen und hoffte, dass ich mir den Weg ins Krankenhaus ersparen konnte. Leider hatte mein Krebs bereits gestreut und drei sehr große Tumoren drohten, meine großen Blutgefäße abzudrücken. Ich hatte nicht mehr ausreichend Zeit für ein Selbstcoaching.

Nach einer OP und nur einem Monat Chemotherapie war alles überstanden, und ich gab vier Wochen später wieder Seminare. Im Dezember 2019 lud mich der Fernsehmacher Thomas Schmelzer zu sich in seine Sendung *Mystica TV*[11] ein und interviewte mich zu meiner Geschichte, die im Jahr 1961 begann – fünf Jahre vor meiner Geburt. Im Mai 1961 wurde meine damals 16-jährige Mutter vergewaltigt. Leider entwickelte das junge Mädchen daraufhin schwere Schuldgefühle, weil dies im Haus ihrer Eltern geschah und trotz ihrer Schreie ihr niemand zu Hilfe kam. Sie wurde schwanger. Das Kind behielt sie liebevoll, den Täter verbannte sie aus ihrem Leben. Im Jahr 1965 wurde sie erneut schwanger. Diesmal gewollt, ehelich und mit viel Liebe. Doch je dicker ihr Bauch wurde, desto öfter wurde sie auch an das tragische Erlebnis vier Jahre zuvor erinnert. Diese Botschaft bekam ich über die Nabelschnur in Form von Neurotransmittern ab. Sie erzeugten bei mir als Ungeborenem den Eindruck »männliche Sexualität verletzt Frauen«. Dieses trojanische Pferd schlief über 50 Jahre, bis es durch einen Trigger geweckt wurde. Durch privaten emotionalen Stress, den eine Partnerschaftstrennung mitbrachte, den ich aber trotz aller Friedfertigkeit nicht vermeiden konnte und um dessen psychosomatische Auswirkungen auf mich ich mich aber leider nicht kümmerte, bekam ich Krebs.

Ein halbes Jahr nach dem Interview – ich erholte mich prächtig – bekam ich erneut eine Krebsdiagnose. Offenbar gelang es den Ärzten nicht, alle Zellen unschädlich zu machen, und mir gelang es nicht, den Trigger vollständig abzuschalten. Diesmal war alles noch viel schlimmer. Im November 2020 rang ich mit dem Tode. Mit 53 Kilogramm Gewicht, nur noch einem Drittel des Blutes und unerträglichen Schmerzen kam ich ins Krankenhaus und erklärte mich zu einer erneuten Chemotherapie bereit. Diese sollte eine sogenannte Hochdosis-Chemotherapie sein. Man tötet dabei das Knochenmark ab und injiziert dem Patienten zuvor entnommene Stammzellen anschließend wieder zurück. Das Ganze ist extrem risikoreich, denn nur 40 bis 70 Prozent aller Patienten überstehen diese wochenlange Prozedur, die einen an den Rand des Todes bringt. Kein Spaziergang also. Außer meiner Frau und meinen engsten Freunden glaubte kaum einer daran, dass ich das überleben würde. Doch diesmal war ich etwas gründlicher. Mit Selbsthypnose half ich kräftig nach. Genau acht Stunden nach der ersten Dosis Chemotherapie waren Tumoren und Schmerzen nachweislich weg. Ich hatte in den folgenden Wochen nur noch mit den Nebenwirkungen der Chemotherapie zu kämpfen, und auch die reduzierte ich von 20 Symptomen auf zwei: ein Kribbeln in den Zehen und ein Rest von Schwerhörigkeit, bedingt durch die Nervenschädigung aufgrund der hoch dosierten tödlichen Giftstoffe.

Heute, im November 2021, sieben Monate nach der letzten Hochdosis-Chemotherapie fühle ich mich ausgesprochen gut und sehe besser aus als je zuvor, wie mir alle bescheinigen, die mich kennen. Allerdings lassen sich bei mir auch keinerlei Schuldgefühle mehr antriggern.

Man kann krank werden. Jeder darf das. Aber es sollte nicht chronisch werden. Man sollte sich bemühen herauszufinden, »was macht mich krank, und wie werde ich rasch wieder gesund?«

Ich bin jedenfalls froh, eine solche Erfahrung gemacht zu haben, denn wenn Sie innerhalb von 12 Monaten zweimal dem Teufel von der Schippe gesprungen sind, wissen Sie jeden neuen Tag noch mehr zu schätzen.

Noch ein Beispiel?

Bronchitis wegen falscher Mutterliebe

Der 22-jährige Rudolph röchelte sich förmlich die Seele aus dem Leib – »chronische Bronchitis«, so lautete die Diagnose, mit der er sich seit 13 Jahren abgefunden hatte. Nennen Sie es Intuition, Bauernschläue oder Glück: Jedenfalls sagte ich Rudolph auf den Kopf zu, dass seine Atembeschwerden mit fehlender Mutterliebe, genauer gesagt mit einem mütterlichen Abnabelungsproblem zu tun hätten. Zunächst guckte er genauso irritiert wie Sie jetzt wahrscheinlich, doch ich fing an, meine Vermutung zu begründen. Unsere Atmungsorgane haben eine symbolische Entsprechung zum Thema Freiheit. »Frei durchatmen«, »über den Wolken fliegen«, »vor Wut in die Luft gehen«, das sind alles Dinge, die unterbewusst mit Ungebundenheit zu tun haben. Schauen Sie sich einmal Hustenbonbonwerbung an, dann wissen Sie, was ich meine. *Freiheit* und *atmen* stehen im gleichen Sinnzusammenhang.

Hinzu kommt, dass wir alle im Regelfall in der Kindheit die Erfahrung machen, dass eine Krankheit alle elterlichen Spielregeln außer Kraft setzt. Wir werden oft fürs Kranksein belohnt. Man bekommt Fürsorge, muss weder zur Schule gehen noch sein Zimmer aufräumen, erhält seine Lieblingsspeise, da Mutter aufgrund unserer krankheitsbedingten Appetitlosigkeit froh ist, wenn wir überhaupt feste Nahrung zu uns nehmen – und so weiter. Nach wenigen Fragen war klar, dass Rudolph nie die Chance bekommen hatte, sich von seiner Mutter zu lösen. Etwas auffällig fand ich den sehr altmodischen Vornamen. Rudolph, so nennt doch kein Mensch sein Kind im Jahre 1980 mehr, dachte ich – es sei denn, die Eltern kommen aus einer anderen Kultur oder ideologisch gesehen aus einem anderen Zeitalter. Und so war es auch. Rudolph war ein sogenannter Nachzügler, das fünfte Kind seiner Mutter, die mit 43 Jahren zur damaligen Zeit als »alternde Mutter« galt. Die viel älteren Geschwister zeichneten sich durch Renitenz, Ignoranz oder Abwesenheit aus, und so lastete auf Rudi die ganze Hoffnung der Mutter, doch noch ein »anständiges Kind« zu bekommen. Mit erzieherischem Übereifer behütete seine Mutter ihn so sehr, dass Rudolph förmlich daran erstickte.

Mein Coachingziel bestand nun darin, Rudolph eine andere Sichtweise zu ermöglichen. Dies wurde möglich, indem ich ihn fragte, welchen Vorteil sein Symptom berge und welche Alternative er habe, um genau diesen Vorteil weiterhin, aber symptomfrei zu bekommen.

Wie Sie sich nun denken können, war Rudolph zunächst etwas perplex. Einen Vorteil? Dieser Gedanke war ihm bislang absolut fremd, um nicht zu sagen, absurd, doch er dachte nach. »Rücksichtnahme, kein Erwartungsdruck!«, sprudelte es aus dem jungen Mann förmlich heraus – das war der Symptomgewinn. Klar, wie seine Kindheitserfahrungen ihm ja damals schon längst gezeigt hatten, galt der Ausnahmezustand, wenn er krank war. So war der Auslöser für seine Hustenattacken auch immer der gleiche: Bevormundung durch alles, was unterbewusst mit der Mutter in Verbindung gebracht wurde. »Und die Alternative?«, insistierte ich. Nach langem Schweigen sagte Rudolph nachdenklich: »Motorrad fahren.« Bei dieser Antwort musste ich unwillkürlich lachen: Ja, das war's! Rudolph hatte mir erzählt, dass seine überprotektive, alternde Mutter es gar nicht gerne sah, wenn er sich auf seine 90-PS-Maschine schwang. Doch Motorradfahren ist ebenso wie Atmen ein symbolischer Inbegriff der Freiheit. Denken Sie an den Siebziger-Jahre-Kino-Klassiker »Easy Rider« mit

Peter Fonda, Dennis Hopper, Jack Nicholson und der unvergessenen Biker-Hymne »Born to be wild« von der Band Steppenwolf. Eine einzige Beschwörung des Nonkonformismus und der Konventionslosigkeit. Eine Aussage des Films lautet: Je mehr man sich in den USA seine Freiheit nimmt, desto härter bekommt man den Hass derjenigen zu spüren, die Freiheit als Wert verteidigen. »Easy Rider« gilt trotz der unversöhnlich erscheinenden Gesellschaftskritik schlussendlich als ein Roadmovie, das den Glauben an Freiheit und Abenteuer aufrechterhält. Rudolph wusste offenbar ganz genau, wie er seine quälende Bronchitis besiegen konnte: »Freiheit atmen« und der Mutter damit zeigen, dass sie nicht länger die Chefin in seinem Nervenkostüm war.

Der Clou bei der ganzen Sache ist, dass Rudolph heutzutage natürlich nicht stets und ständig auf seinem Motorrad herumfährt, um nicht husten zu müssen – doch die *vom Gewissen legitimierte Option darauf* ermöglichte seine Heilung. In einem Telefonat berichtete Rudi mir, dass er hin und wieder den Rock-Ohrwurm »Born to be wild« vor sich hinsummte. Wir fanden heraus, dass dies oft in Situationen vorkam, wenn er das Gefühl hatte, gegängelt, bevormundet, mit Erwartungsdruck überschüttet zu werden.

Das Unterbewusstsein weiß immer, wozu es uns seine Symptome beschert und wodurch es diese wieder ersetzen kann. Man muss es nur danach fragen.

Im Folgenden möchte ich Ihnen noch ein Beispiel schildern, in dem deutlich wird: »Denkst du anders, lebst du anders.« Und dies dann auch noch länger.

Hundertmeterlauf mit gelähmten Beinen – mit 94!

Dies ist einer meiner spektakulärsten und zugleich einer meiner ältesten Fälle. Ich habe schon oft in meinen Büchern davon gesprochen. Es war im Jahr 1993. Ich war damals 27 Jahre alt und arbeitete am Ende meines Studiums als ambulanter Krankenpflegeassistent. Ich fuhr mit dem Auto von Patient zu Patient und versorgte diese in ihren Wohnungen. Die unterschiedlichsten Krankheitsbilder boten sich dar: Herzinsuffizienzen aufgrund von Infarkten, einhergehend mit Übergewicht, Ödemen, Bluthochdruck. Außerdem betreute ich Patienten mit Diabetes, Parkinson, Multipler Sklerose und – sehr häufig – mit Schlaganfällen.

Der 94-jährige Herr B. war ein solcher Schlaganfallpatient. Durchaus agil, sehr gebildet und einst enorm erfolgreich. Dementsprechend finanziell sehr vermögend und zufrieden, wirkte Herr B. wesentlich jünger, als er war. Bereits mit 60 Jahren hatte er allerdings einen Apoplex erlitten und verlor zunehmend die Kontrolle über seine Beinmuskeln. Er konnte zwar gehen, aber eher mühsam. Innerhalb der großen Wohnung schaffte er es, sich mit einem Gehgestell schlurfend fortzubewegen. Längere Strecken konnte er nur im Rollstuhl zurücklegen, doch um für Spazierfahrten oder Besorgungen in den Rollstuhl zu gelangen, musste er zunächst im Treppenhaus drei Treppen abwärts überwinden, denn er wohnte mit seiner Frau in einer Eigentumswohnung im ersten Stock. Dank seiner starken Arme, mit denen er sich am Geländer aufrecht hielt – je nach Allgemeinzustand – kam er jedoch ganz passabel die Treppen herunter.

Meine Aufgabe bestand in sogenannter »Betreuungspflege«. Montags und freitags fuhr ich ihn aus oder ging mit ihm spazieren. Herr B. war ein Mann, der trotz seines hohen Alters noch reichlich Freundes- und Geschäftskontakte pflegte. Diese Ausfahrten waren als willkommene Abwechslung die »Highlights der Woche«, auf die er sich immer sehr freute.

Eines Tages bekam ich an einem Donnerstag von unserer Pflegedienstleitung die Meldung, dass Herr B. den Freitagstermin abgesagt hatte, da seine Beine völlig versagten.

Unterhalb der Hüfte völlig gelähmt, saß er nun den ganzen Tag am Esstisch und stierte vor sich hin. In den folgenden Tagen häuften sich die Berichte der Kollegen, dass Herr B. keinen Lebenswillen mehr hatte – wenn er seine Beine nicht mehr bewegen könne, dann wolle er auch nicht mehr leben, so seine Aussage. Seine Lebensqualität schien dahin zu sein.

Doch aus irgendeinem Grunde sagte er den Montagstermin mit mir nicht ab, wahrscheinlich war es ein Versehen. Und so erschien ich eben pünktlich um zehn Uhr morgens bei ihm. Ich fand ein Häufchen Elend im Rollstuhl, am Tisch sitzend vor. Da war kein stolzer und erfolgreicher Geschäftsmann mehr, der einst mit dem Bundesverdienstkreuz ausgezeichnet worden war, der nach dem Krieg eine der erfolgreichsten Innenstadt-Fußgängerzonen Deutschlands konzipiert hatte und der noch vor wenigen Wochen mit mir bei einem Ganztagesausflug nach zwanzig Jahren seine Heimatstadt besucht hatte. Nichts von alledem: Ein tieftrauriger, gebrochener Mensch saß da und beachtete mich kaum.

Ich tat so, als wüsste ich von nichts. Auf mein schwungvolles »Guten Morgen, Herr B., wie geht es Ihnen?« sagte er schwach: »Schlecht, Herr Winter, schlecht. Ich kann nicht mehr laufen. Meine Beine sind abgestorben, wie Blei. Bitte sagen Sie mir doch, wo meine Schlaftabletten versteckt sind, es hat doch alles keinen Sinn mehr.«

Nicht mit mir!, dachte ich und sagte: »Ich kenne eine kleine Entspannungsübung, die gut für die Beine ist. Sollen wir es nicht mal damit versuchen?« Ich hatte vor, ihn zu hypnotisieren, wusste allerdings nicht, wie offen er dafür war, also redete ich etwas drum herum. Er entgegnete lakonisch: »Ach, machen Sie doch, was Sie wollen, es hat ja doch keinen Zweck mit mir.« Alles klar, dachte ich. Das war eindeutig grünes Licht. Ich brachte ihn ins Schlafzimmer, hievte ihn ins Bett und sagte: »Starren Sie bitte ohne zu blinzeln auf einen Punkt an der Zimmerdecke. Ich zähle nun von zehn bis null, und danach schließen Sie bitte einfach die Augen.«

Ich wusste, dass er als »junger Mann« – also noch bis zum sechzigsten Lebensjahr – gerne am Bodensee wandern war. Über seinem Bett hing ein Gemälde mit einem Wald, einem See und blauem Himmel. Ich sagte: »Stellen Sie sich doch einfach mal vor, Sie sind ein junger Mann, Sie sind am Bodensee, und Sie wandern. Sie spüren den Waldweg unter Ihren Fußsohlen, Sie spüren die Kraft in den Waden, Sie atmen die frische Luft ein, und Sie wandern. Mit jedem Schritt einen Meter. Kraftvoll und gesund.«

Das Ganze zelebrierte ich etwa zwanzig Minuten und sagte dann: »Und dieses kraftvolle Gefühl nehmen Sie bitte einfach mit in den heutigen Tag!«

Herr B. öffnete die Augen, reckte sich und sagte: »Ach Herr Winter, das tat aber gut!« Und er setzte sich gewohnheitsmäßig auf seine Bettkante, nahm sein Gehgestell, welches ich vorher bereitgestellt hatte – und stand auf! Wie ein Blitz durchzuckte ihn die Erkenntnis, dass er seine Beine bewegt hatte, als wären die nie gelähmt gewesen. Er nahm sein Gehgestell in beide Hände, trug es vor sich her und lief wie ein kleiner Junge den langen Wohnungskorridor auf und ab. Er war sprachlos, aber seine feuchten Augen zeigten, was er dachte. Er lief die zwanzig Meter Korridor immer wieder entlang, insgesamt fünfmal, und trug dabei das Gehgestell wie eine Hantel. Angelockt von dem Getrampel stürzte seine Frau aus der Küche und flüsterte fassungslos: »Herr Winter, Sie sind ja ein Engel!« Zugegeben, ich war auch ein wenig überrascht, aber ich dachte, nein, nicht ich bin hier der Engel, sondern wir alle sind so unglaublich mächtig. Wir können uns »krank denken«, aber auch wieder gesund werden lassen. Wir Menschen haben die Fähigkeit, unseren Körper so anzusteuern, wie wir uns fühlen, und damit unser Leben selbst zu bestimmen. Herr B. verstarb in einem Altenheim im Jahr 2002 – ein Jahr nach dem Tod seiner Frau – mit 101 Jahren und konnte bis fast zum Schluss noch gehen.

So, nun wissen Sie auch, warum ich meinen Beruf so liebe, darin ausbilde und ihn als den schönsten Beruf der Welt bezeichne – mit *Informationen* Menschen zu helfen ist einfach ein Geschenk!

In den Folgejahren bekam ich öfters die Gelegenheit, Menschen, die frisch im Rollstuhl saßen, wieder Kraft in die Beine zu pumpen. Das klappt in der Regel auch ganz gut (wenn nicht gerade eine Querschnittslähmung vorliegt). Aber es gibt eine Sorte von Patienten, an denen beißen sich Alternativtherapeuten oft die Zähne aus. Und auch ich kann ein Lied davon singen, dass es sehr schwer ist, einem Menschen dazu zu verhelfen, dass er wieder funktioniert, wenn er sich gegen das Funktionieren wehrt. Die Rede ist von Multiple-Sklerose-Patienten. Der psychosomatische Hintergrund von MS ist Bevormundungsstress, Erwartungsdruck, funktionieren zu müssen. Diese Menschen erlebten es als gegebene Selbstverständlichkeit, dass sie in der Kindheit stets im Haushalt helfen mussten, gegenüber den Geschwistern anständig und verantwortlich zu sein hatten und zudem intellektuell völlig unterschätzt wurden. Durch diese verzweifelte Lage der Freiheitsberaubung, gegen die man sich moralisch ja noch nicht einmal zur Wehr setzen darf, entsteht ein tief sitzender Trotz, der Jahrzehnte später durch Bevormundungsstress, etwa vom Arbeitgeber oder Partner, getriggert werden kann. Der Körper versteift zunehmend, die Muskeln gehorchen nicht mehr, weil *der Mensch nicht mehr gehorchen will*. Erhält ein derartig Erkrankter dann einen Rentenanspruch, ist das praktisch der »Freifahrtschein zur ersehnten Selbstbestimmtheit«. Das erzeugt jedoch Neid bei den einen und Schuldgefühle bei den anderen, denn leider hat der Geist unserer Leistungsgesellschaft kein Mitleid mit Menschen, die nicht funktionieren wie ein Roboter. Leistungsverweigerung, Pausemachen, »Neinsagen« werden von den Erziehern unserer Eltern nicht geduldet. Insofern kann Multiple Sklerose auch auf die Angst vor dem brutalen Urteil »Faulpelz« zurückzuführen sein. Daher darf man als Therapeut den MS-Kranken nicht einfach das Symptom wegnehmen – was ja recht rasch geschehen kann –, denn dann erleben die nach rund drei Tagen einen schweren Rückfall, der in der Regel alles noch schlimmer macht. Man muss die Ursache auflösen. Deshalb bestelle ich MS-Kranke, die ihre Stresslage verbessern wollen, immer für zumindest zwei Termine mit zwei Wochen dazwischen ein. Nur um es an dieser Stelle noch einmal deutlich zu sagen: Ich heile oder therapiere nicht, sondern helfe, Stressmuster aufzulösen. Und ohne Stress gibt es keine stressbedingten chronischen Symptome.

Kommen wir zum nächsten Fall, einer Frau, die ihr Leben ebenfalls fast an den Nagel gehängt hatte.

Neustart mit 62

Christa hatte sich mit 62 Jahren damit abgefunden, dass ihr Leben eigentlich im Großen und Ganzen gelaufen war. Ihre erwachsenen Kinder waren längst flügge und ihre Ehe nur noch eine Zweckgemeinschaft. Äußerlich war die einst so lebenslustige Christa bereits auf dem absteigenden Ast. Die Haare grau, die Gesichtshaut faltig, und die einst so wachen Augen wirkten müde. Die Arbeit als Sekretärin machte Christa weder Spaß noch Mühe, und die Wochenenden verzog sie sich schweigend in ihre Leseecke. Mit Büchern hielt die belesene Frau sich noch das letzte Türchen zur Welt auf.

Bis sie eines Tages einen Anruf von ihrer Tochter Anne bekam. Anne fragte, ob ihre Mutter sie nicht in den Urlaub begleiten wolle. Zwei Wochen zu zweit auf die Kanarischen Inseln, das wäre doch einmal eine willkommene Abwechslung. Warum nicht. Christa sagte zu und damit ihrem bisherigen Leben »Adios«. Auf der Ferieninsel La Gomera lernte Christa durch Zufall die spirituell begabte Heilpraktikerin Elena kennen. Diese sagte ihr klar auf den Kopf zu, dass sie in einer Sackgasse stecke, jetzt aber noch in der Lage sei, ihren schicksalhaften Weg zu verlassen. Die Heilerin führte mit Christa eine »organische Verjüngung« auf rein spirituellem Wege durch, bei der ihr Körper auf den Stand einer 25-Jährigen eingeschworen wurde.

Nun, wie 25 sieht Christa zwar noch nicht aus, aber Ängste, Fältchen, graue Haare, Übergewicht und Tränensäcke haben sich aufgelöst. Allerdings hat sich auch die Lebensweise von Christa völlig verändert: Sport, Wandern, Lesen sind nun wichtiger als Arbeiten und ihr Hausfrauendasein. Besonders auffällig ist, dass Christa seither ein strahlendes, fast jugendliches Lachen im Gesicht trägt. Ein solcher Gesichtsausdruck sorgt dann auch schon mal für eine sehr positive »Zielgruppenerweiterung«, wie eine andere Klientin von mir erfahren durfte.

»Inneres Aufräumen« brachte jugendliche Liebe

Eigentlich wollte die 62-jährige ehemalige Tierärztin Heide nur ein paar Kilo abnehmen und etwas mehr Motivation für ihren Beruf als psychologische Beraterin und Familienstellerin tanken. Gemäß der Weisheit, dass man ohne Spiegel seine eigenen Augen nicht sieht, kam sie im Juni 2008 in meine Praxis nach Iserlohn. In der Biografie der selbstbewussten und humorvollen Frau taten sich alsbald dunkle Schattenseiten auf. Frühkindliche emotionale Misshandlungen, Überforderungen und traumatisierende Missverständnisse hinterließen eine Spur im Nervenkostüm, die sich bis ins mittlere Alter zog. So »suchte« sich die Frau mit der Zielsicherheit einer Schrotflinte einen Ehepartner aus, der ihrem stark belastenden »Vater-Muster« entsprach. Zwei Suizidversuche waren die traurige Bilanz einer bereits im Vorfeld zum Scheitern verurteilten Ehe.

In unserem Coaching, bei dem ich die bildhafte Erlebnisfähigkeit des Menschen stark anspreche, ging ich mit ihr alle Stationen der Traumatisierungen sowie des daraus resultierenden Musters durch und ermöglichte ihr damit ein gründliches emotionales Aufarbeiten der Kindheit. Das Ergebnis war, dass Heide in 12 Wochen mehr als 13 Kilo abnahm (von 70 auf weniger als 57), bei Sport und Gymnastik viel mehr Ausdauer, aber keinen Muskelkater mehr bekam und beruflich auch heute noch mit größter Energie und Zuversicht ans Werk geht. Etwaige Probleme betrachtet sie nun ganz sportlich als Herausforderungen und fühlt sich emotional wie ein »unkaputtbares Stehaufweibchen«, wie sie sagt. Doch das Beeindruckendste ist, dass Heide im September einen genau zwanzig Jahre jüngeren Mann anzog, der mit ihr seit Monaten schon in einer glücklichen Liebesbeziehung lebt und seinerseits definitiv kein Mutter-Muster sucht, sondern in Heide eine liebevolle, lebenserfahrene und attraktive Frau auf gleicher Augenhöhe gefunden hat. Und das alles, weil ein altes »inneres Muster« von ihr erkannt und aufgelöst wurde, ihr Körper und ihr Verhalten sich daraufhin veränderten und das ganze Leben plötzlich eine neue Wendung bekommen hatte ...

Wie sehr Zuwendung die Gesundheit und damit auch die Lebensdauer eines Lebewesens positiv beeinflussen kann, zeigt ein verblüffendes Experiment an der Ohio State University aus dem Jahre 1980, dokumentiert in dem Wissenschaftsmagazin »Science«, zitiert nach Larry Dossey: »Die Medizin von Raum und Zeit – ein Gesundheitsmodell«[12]. »Eine Gruppe von Forschern untersuchte die Wirkungen einer fett- und cholesterinreichen Diät an Kaninchen. Nach einiger Zeit einer entsprechenden Fütterung wurden die Versuchstiere getötet und bestimmte Arterien auf Spuren von Arteriosklerose untersucht. Das Ergebnis dieser Untersuchung hätte eigentlich leicht voraussagbar sein sollen, denn aus früheren Studien war bekannt, dass eine fett- und cholesterinreiche Kost in den Arterien von Kaninchen in der Regel zu starken arteriosklerotischen Veränderungen führt. Völlig überraschend war jedoch die Feststellung, dass bei einer bestimmten Gruppe von Versuchskaninchen wesentlich geringere arteriosklerotische Veränderungen zu finden waren, die 60 Prozent unter dem Versuchsdurchschnitt lagen. Als unvorhersehbare Variable dieses Ergebnisses konnte nach längerem Suchen als Ursache der Umstand herausgefunden werden, dass die weniger kranken Tiere von ihrem Versuchsbetreuer nicht nur gefüttert, sondern während der

Dauer des Experimentes auch regelmäßig aus dem Käfig geholt, gestreichelt und mit zärtlichen Worten bedacht worden waren.«

Liebe macht nicht blind, sondern gesund, sage ich dazu, was der amerikanische Arzt Dean Ornish in seinem Buch »Die revolutionäre Therapie: Heilen mit Liebe«[13] ausführlich und eindrucksvoll beschreibt. So lesen wir bei ihm auch von dem Kaninchenexperiment, und er schließt das Kapitel mit dem Satz »Wenn zwischen Mensch und Tier also eine enge Beziehung besteht, ist es weniger wahrscheinlich, dass eine Krankheitsbehandlung notwendig wird«. Berührung ist wichtig für Mensch und Tier. Wenn man Menschen eine Angst vor Ansteckung einredet und ihnen Nähe, Kontakt und Berührung verbietet, zugleich auch noch durch Gesichtsmasken die Interpretation der Mimik erschwert, muss man sich nicht wundern, wenn alleine durch dieses Gefühl der Isolation Menschen krank werden, schwer krank und sogar daran versterben.

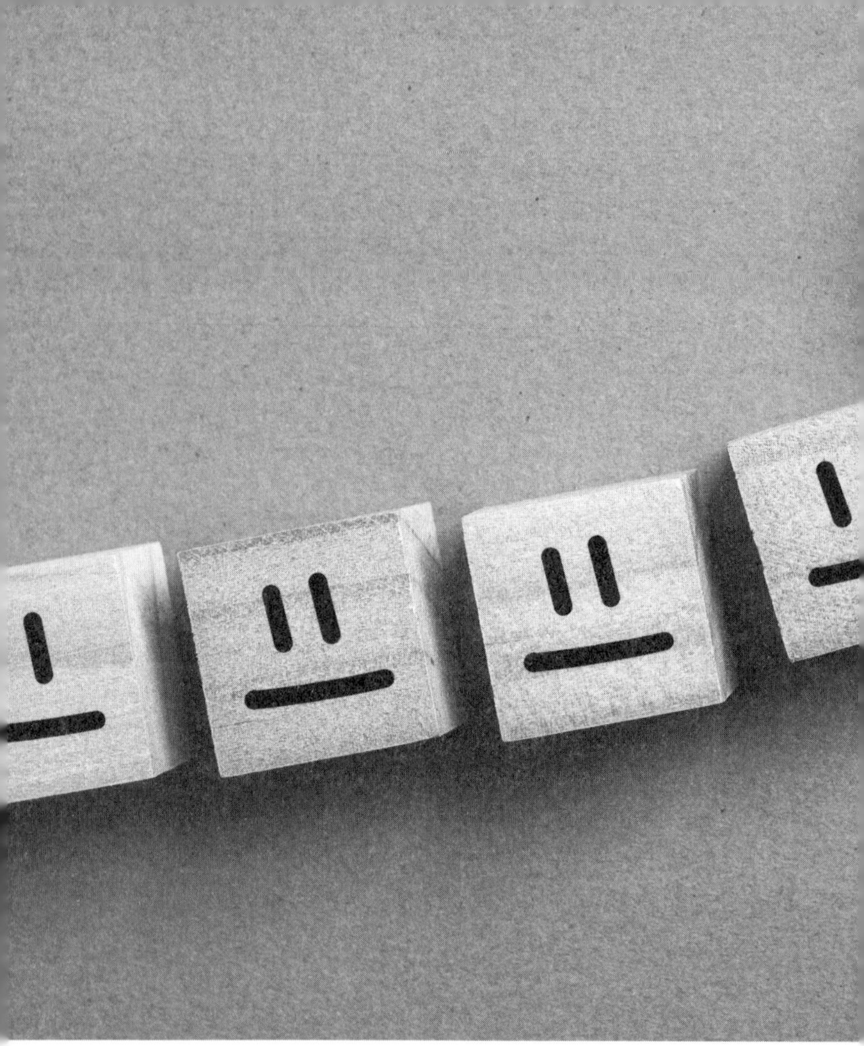

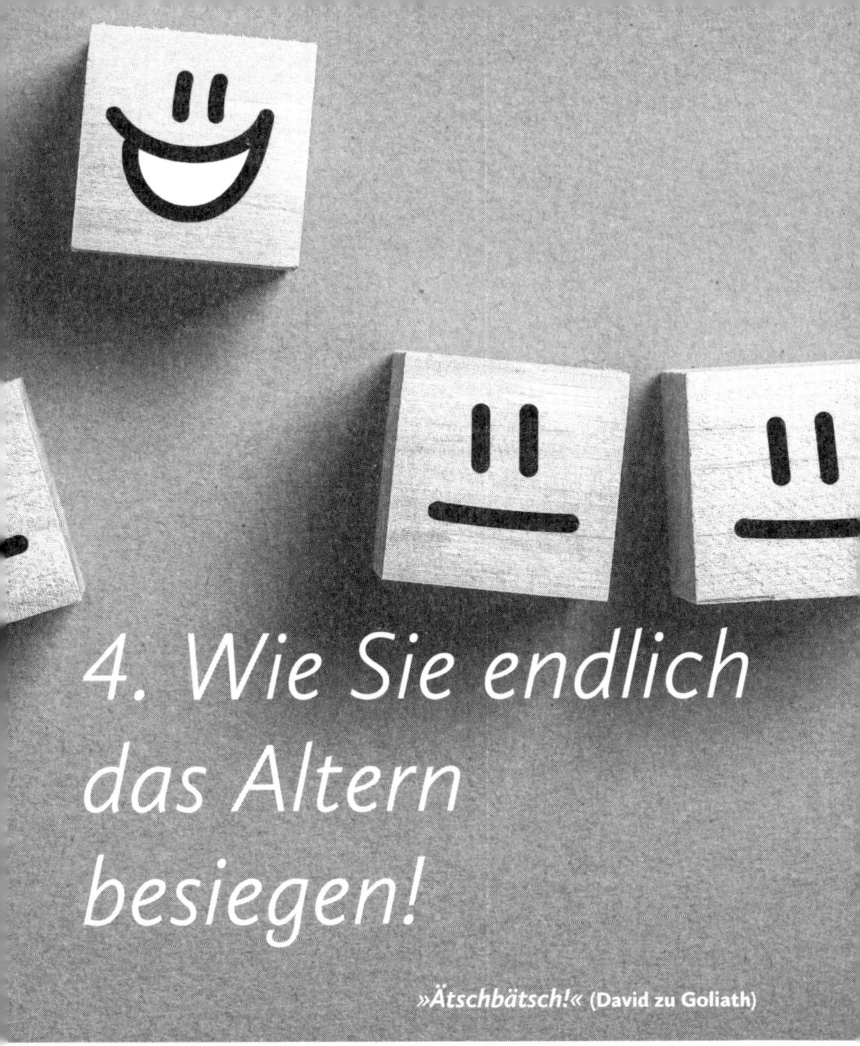

4. Wie Sie endlich das Altern besiegen!

»Ätschbätsch!« **(David zu Goliath)**

Der Biomediziner Greg Fahy hat im Jahr 2019 in einer Studie gezeigt, dass der Alterungsprozess bei neun Männern zwischen 51 und 65 Jahren umgekehrt werden kann.[14] Mithilfe einer Mischung aus drei Medikamenten, dem menschlichen Wachstumshormon HGH, der sexualhormonähnlichen Substanz DHEA und dem Diabetesmittel Metformin, konnten beispielsweise der Haarwuchs wieder angeregt und die Muskelmasse vergrößert werden. Auch verbesserten sich die Nierenfunktionen. Hauptverantwortlich hierfür ist eine gesteigerte Aktivität der Thymusdrüse. Diese ist bei Kindern hochaktiv und erlahmt im Alter. Fahy und sein Forscherteam arbeiten derzeit an einem Präparat, das diese Abwehrzellen produzierende Hormondrüse, die unter dem Brustbein sitzt, wieder stimulieren kann. Gorillas trommeln sich vor einem Angriff mit beiden Fäusten kräftig auf die Brust, um die Thymusdrüse anzuregen. Gar nicht so affig, wenn man den Hintergrund kennt! Ganz aktuell berichtete mir eine 70-jährige Klientin mit Höhenangst und Agoraphobie, dass sie sich hin und wieder, um der Angst vorzubeugen, aufs Brustbein klopfte. Der Clou: Nicht nur ich hätte diese Dame auf höchstens 65 geschätzt, sondern sie sagte, sie werde grundsätzlich für jünger gehalten, als sie tatsächlich ist! Da hatte die Angst tatsächlich mal einen echten Vorteil.

Nach all den Beispielen wird deutlich: Das Altern hat eine »weiche« Komponente, die sich durchaus verändern lässt. Natürlich ist eine gute Gesundheit unabdingbar für das positive Altern, klar. Doch wie erhält man denn nun seine Gesundheit? Gute Nahrung, viel Bewegung, guter Schlaf, Liebe, ein wacher Geist, Schlanksein, Nichtrauchen, kein übermäßiger Alkoholkonsum, keine Aufregung, Nahrungsergänzung etc. – alles schön und gut und hinlänglich in der einschlägigen Literatur beschrieben. Doch möchte ich dem ganzen unüberschaubaren Maßnahmen-Dschungel eine einfache Formel voranstellen: Bis auf wirkliche Lebensbedrohlichkeiten, wie Unfälle, Strahlung oder Toxine, entscheidet einzig und allein Ihr subjektives Wohlbefinden darüber, ob Sie krank werden oder nicht.

Die Erbanlagen beeinflussen

In unserem Institut untersuchen wir schon seit Jahren die biografischen Hintergründe von chronischen und sogenannten »schweren« Krankheiten und stellen durch Befragung dabei immer wieder fest: Wer sich mit seinem Leben subjektiv absolut zufrieden fühlt, der scheint nicht ernsthaft krank zu werden (Unfälle ausgenommen). Bei Menschen, die sich jedoch lange mit einer ernsthaften Krankheit herumplagen, zeigt sich immer, dass diese Krankheit fast wie eine logische Konsequenz des Lebenswandels auftritt. Damit widerspreche ich auch den in Medizinerkreisen verbreiteten Behauptungen, wonach Alterungsprozesse zu etwa 80 Prozent genetisch bedingt seien und nur zu 20 Prozent von Umwelteinflüssen abhingen.

Dass die Erbanlagen nicht unabänderliche Tatsachen schaffen, sondern nur Voraussetzungen, die bei entsprechender Lebensweise körperlich sichtbar werden, zeigt uns sehr deutlich die Zwillingsforschung. Nahezu alle Studien aus der Zwillingsforschung belegen, dass Zwillinge, die unterschiedlichen Einflüssen ausgesetzt sind, sich auch körperlich unterschiedlich entwickeln. Diese Kleinigkeit, die jedem von uns als völlig selbstverständlich erscheint, ist aber der Beweis dafür, dass die Erbanlagen keine unabdingbaren Zwangsläufigkeiten festlegen – und damit biologische Faktoren wie Größe, Gesundheit und Lebenserwartung veränderbar sind! Eine Studie aus dem Jahre 2008 am Londoner King's College mit rund 2.400 Zwillingen zeigt: »Ein Mangel an körperlicher Aktivität macht nicht nur anfälliger für diverse Krankheiten, sondern beschleunigt auch den Alterungsprozess. Menschen, die sich viel bewegen, sind dagegen biologisch deutlich jünger.«[15]

So verglichen die Zwillingsforscher zum Beispiel die Körpergrößen bei eineiigen Zwillingen und zweieiigen Zwillingen, die jeweils gemeinsam aufgewachsen waren: Der durchschnittliche Unterschied der Körpergröße beträgt bei zweieiigen Zwillingen 4,5 Zentimeter, bei eineiigen Zwillingen nur 1,5 Zentimeter. Das Merkmal Körpergröße ist also stark erbbedingt.

Nun beträgt aber der durchschnittliche Größenunterschied bei getrennt aufgewachsenen eineiigen Zwillingen 2,1 Zentimeter, ist also größer als bei zusammen aufgewachsenen. Das belegt den Umwelteinfluss auf die Körpergröße. Die größere Übereinstimmung von eineiigen Zwillingen gegenüber zweieiigen Zwillingen gilt für viele körperliche, aber auch für geistige und seelische Merkmale. Viele Zwillingsforscher gehen davon aus, dass Alterungsprozesse nur etwa zu dreißig Prozent von den Erbanlagen abhängen. Den »restlichen« siebzig Prozent wollen wir uns später widmen.

Zunächst möchte ich noch, da wir gerade dabei sind, ein sehr häufiges, aber stark unterschätztes Thema ansprechen: das Phänomen des alleingeborenen Zwillings. Die österreichische Ärztin Michelle Haintz schätzt in ihrem Buch »Alleingeborener Zwilling«[16] die Häufigkeit des Phänomens auf 80 Prozent, also acht von zehn Menschen hatten in der frühesten Entwicklungsstufe ursprünglich einen Zwilling oder gar Drilling. Zusätzlich gehen etwa zwei Drittel aller befruchteten Eier unentdeckt wieder ab. Eine Frau ist also viel öfter schwanger, als sie denkt. Wir wissen alle, eineiige Zwillinge halten zusammen wie Pech und Schwefel, wenn man sie nicht versehentlich gegeneinander ausspielt. Aber fehlt einer der beiden, wird der Verbliebene oftmals von einem gewissen Einsamkeitsgefühl heimgesucht. Das kann bei einem vorgeburtlichen Verlust zu einer quälenden, lebenslangen Suche führen.

Die Suche nach dem vorgeburtlich verstorbenen Zwilling

Menschen ordnen sich soziologisch ein. Ähnlich wie bei vielen Herden- und Rudeltieren entwickeln wir soziale Rollen, mit denen wir uns im zwischenmenschlichen Kontext ein-, über- oder unterordnen. Das steuert mitunter unsere Partnerschaftsbeziehungen. Natürlich ist das nur ein Faktor von vielen, doch er bestimmt Bindungen sehr stark. Ein bemerkenswerter soziologischer Sonderfall sind da Zwillingsgeburten. Ein Zwilling hat im Mutterleib monatelang die Erfahrung der direkten Interaktion gemacht. Zwillinge spüren, dass sie nicht allein sind. Genau das ist der Grund, warum diese als Erwachsene besonders hohe Ansprüche an Resonanz und Gemeinsamkeit haben, sprich: sich bei Missverständnissen und Konflikten recht schnell einsam fühlen.

Ein weiterer Sonderfall sind die nicht zur Geburtsreife gekommenen Zwillingsschwangerschaften – dies geschieht anscheinend öfter, als man denkt. Bisherige Untersuchungsmethoden wie Ultraschall oder Hormonstatusmessungen ergaben, dass etwa elf bis 15 Prozent aller Schwangerschaften vorzeitig mit einer Fehlgeburt enden. Doch mit spezielleren Untersuchungen konnte man feststellen, dass sogar etwa siebzig Prozent aller Schwangerschaften schon vor dem Zeitpunkt der erwarteten Regelblutung »abgehen« und von der Frau nicht erkannt werden, da die Menstruation pünktlich oder nur wenige Tage später eintritt. Die Fehlgeburt konnte somit gar nicht als solche wahrgenommen werden. Es ist also gar nicht so selten, dass Zwillinge verloren werden.

Der pränatale Verlust eines Zwillingsgeschwisters führt oftmals zu einem rätselhaften »Suchverhalten«. Stellen Sie sich einfach einmal vor: Sie sind im Bauch Ihrer Mama, wenige Wochen alt, und registrieren den Herzschlag Ihres Zwillings und er den Ihren. Sie reagieren mit einem Neuronenfeuer darauf und schütten Transmitter aus [illegible] er ebenso. Sie leben in perfekter Resonanz und gewöhnen sich an diese Harmonie. Wenn der Zwilling nun verstirbt, wird es seltsam ruhig um Sie herum. Ihr verstorbenes Geschwister wird nun vergehen, was giftige Abbauprodukte freisetzt, die Sie wiederum spüren, und Sie schlussfolgern: »Allein gelassen zu werden ist eine tödliche Gefahr!« Der überlebende Betroffene ist zeitlebens von dem unbestimmten Gefühl beseelt, jemanden perfekt Passenden suchen zu müssen, so wie er es ja in der Zeit der pränatalen Entwicklung erlebt hatte.

Wir konnten in der Praxis diese tragische Suche, die selbst während funktionierender Partnerschaften hindurch aufrechterhalten bleibt und Stoff für Eifersuchtsgefühle beim Partner liefert, durch das Bewusstmachen der frühkindlichen tiefenpsychologischen Hintergründe beenden.

Wenn jemand seinen Zwilling verloren hat, ist er ganz besonders empfindlich in Bezug auf »Alleingelassenwerden«, so erging es ja Sonja, der jungen Frau mit der hellgrauen Haarsträhne am Anfang des Buches. Wenn Sie dieses Kapitel möglicherweise dermaßen »antriggert«, dass Sie nun starke Traurigkeitsgefühle verspüren oder sich sogar krank fühlen, dann sollten Sie das Thema dringend mit einem Profi auflösen!

Sie brauchen einen guten Grund zum Altwerden!

Ich habe im Laufe meines Lebens einige Menschen im Alter zwischen neunzig und über hundert Jahren kennengelernt. Jedem Einzelnen von ihnen habe ich die Frage gestellt, was sein Geheimnis sei, so alt zu werden. Und alle antworteten gleichermaßen: »Geheimnis? Da gibt es kein Geheimnis.« Doch alle gaben mit unterschiedlichsten Worten zu verstehen: Wenn das Leben einen Sinn hat, wenn man noch einen guten Grund zum Aufstehen hat, wenn es noch irgendetwas gibt, das erledigt sein will, dann gibt es immer einen nächsten Tag. Ich habe im Laufe meines Lebens sehr viele Menschen kennenlernen können, von denen auch einige bereits verstorben sind. Doch bei nicht einem von ihnen war sein Ableben für mich verwunderlich, nachdem ich die Lebensumstände erfahren habe – und genauso wenig wundert mich die Vitalität bei den reifen Senioren, die »einfach nicht totzukriegen« sind. Wer glaubt, sich für ein hohes Lebensalter quälen zu müssen, der sieht auch bald gequält aus. Wer dagegen das Leben als »seine Bühne« begreift, wie der 105-jährige holländische Schauspieler Johannes Heesters (1903 – 2011), der bleibt so lange »unkaputtbar«, wie er die Scheinwerfer noch genießt, die auf ihn gerichtet werden. Ebenso Herbert Köfer (1921 – 2021), einer der bekanntesten Schauspieler der DDR. Er stand noch mit fast 100 Jahren auf der Bühne und ist im Juli 2021 im Alter von 100 Jahren gestorben. Der Berliner war rund 80 Jahre lang Theater- und Filmschauspieler, Moderator und Synchronsprecher und sah bis zum Schluss aus wie ein höchstens 85-Jähriger, wahrscheinlich deshalb, weil er seinen Beruf nicht als Arbeit empfand, sondern als Berufung.

Sie alle kennen sicherlich Geschichten von hochbetagten Menschen, die zum letzten Male die Verwandtschaft ums Sterbebett versammeln, um noch ein paar letzte Formalitäten zu regeln und dann, nach Abreise des Besuchs, sterben. Ammenmärchen – oder ein guter Grund, noch ein paar Minuten zu leben?

Immer mal was Neues anfangen

»Hay que caminar« (»Man muss gehen«), so hörte ich im Urlaub eine ältere Spanierin einmal zu meiner Partnerin sagen. Wohl deutete sie damit an: Bleib in Bewegung, entwickle dich, geh deinen Weg und bleib niemals stehen. Kurt Peipe, ein 65 Jahre alter Gärtnermeister mit Darmkrebs, nahm das wörtlich. Nach den Worten seines Arztes: »Sie haben nicht mehr lange zu leben«, beschloss Peipe, dass es besser wäre, gehend zu sterben als liegend zu leben – und ging los. 3.350 Kilometer zu Fuß bis nach Rom, als Krebskranker im Endstadium. Die Verwirklichung dieses langjährigen Traums hatte ihm sein bescheiden-bürgerliches Leben, angepasst mit den üblichen gesundheitlichen und finanziellen Bedenken, unmöglich gemacht. Er habe »immer nur funktioniert«, schreibt er in seinem Buch[17]. Er sei immer ein Pflichtmensch gewesen, der, ohne groß darüber nachzudenken, seine Aufgaben in Beruf, Familie, Haus und Garten abgearbeitet habe. Nun aber habe er sich daran gemacht, »diese letzte Chance wahrzunehmen und sich in ein neues Leben fallen zu lassen«.

Dabei war es gesundheitlich eigentlich ausgeschlossen, dass der geschwächte Darmkrebspatient mit einem Hämoglobin-Wert von 7,5 – der Normalwert liegt bei 14 bis 18 – überhaupt bis zur nächsten Straßenecke kommt. Zudem waren 30 Kilogramm Gepäck über Tausende Kilometer zu schleppen. Unterwegs im Gelände galt es, mit einem künstlichen Darmausgang zurechtzukommen. Nicht zuletzt wollte seine Frau Sigrid ihren schwerkranken Mann während dessen letzter Lebenszeit lieber bei sich haben und nicht allein in der Wildnis umherziehen lassen.

Die Finanzierung dieser Reise war mit Kurt Peipes bescheidener Pension kaum zu machen. Doch der Todgeweihte ließ sich nicht aufhalten. »Wichtig war, dass ich losging. Dass ich den ersten Schritt machte. Und den zweiten. Und den nächsten.« Über seine fünfeinhalb Monate lange Reise, während der es ihm immer besser ging, hat Kurt Peipe das bereits erwähnte Buch geschrieben: »Dem Leben auf den Fersen«[17] heißt der Titel, der ihn bis zum Schluss am Leben erhalten hat. Peipe wollte sein Wissen weitergeben, anderen Krebskranken helfen, sie ermutigen. Nach Fertigstellung des Manuskriptes begann seine Quälerei von Neuem, doch er hielt durch, und das erste gedruckte Exemplar seines Werkes konnte er noch in seinen zittrigen Händen halten. Am selben Tag des Erscheinens verstarb Kurt Peipe – ein Jahr später als vorausgesagt.

Ebenso erzeugt es einen ungeahnten Anti-Aging-Effekt, wenn Sie im hohen Alter noch eine Fremdsprache erlernen. Das fand zumindest der Forscher Stefan Heim vom Jülicher Institut für Neurowissenschaften und Medizin heraus. Er und sein Team aus Medizinern, Psychologen, Linguisten und Logopäden untersuchten die graue Substanz im hinteren unteren Teil des linken Stirnlappens und im unteren linken Scheitellappen. Beide Regionen seien für Sprachverstehen und Sprachproduktion wichtig und arbeiteten oft zusammen. Die Wissenschaftler konnten zeigen, dass die graue Substanz beider Regionen beim Lernen einer zweiten Sprache in jungen Jahren ein deutlich größeres Volumen hat. Die Forscher erklären sich diesen Effekt damit, dass sich die benachbarten Nervenzellen untereinander stärker vernetzen. Ich hingegen denke, dass jemand, der im Alter eine neue Sprache lernt, wahrscheinlich einen guten Grund dazu hat, nämlich mit jemand anderem zu kommunizieren, den man mag, gern hat oder interessant findet – und das hält ganz sicher jung! Solange ein Mensch sich verwirklichen kann, steuert die Seele den Körper wie ein Kapitän durch alle Wogen des Lebens.

Lassen Sie Ihr Leben Revue passieren

Selbstverständlich kommen in unsere Praxis keine Menschen, die sagen: »Macht mal, dass ich jünger werde!« Es sind eher solch pragmatische Zielsetzungen wie Abnehmen, Nichtrauchen, Angstfreiheit usw., die sich unsere Klienten vornehmen. Doch unser Bestreben ist die Optimierung der gesamten Lebensqualität durch Erkenntnisse und nicht etwa ein bisschen Symptomkosmetik. Wer zu uns kommt, dessen »Keller wird aufgeräumt«, so lautet unser Anspruch. Wenn ich den Eindruck gewinne, dass ein Klient sein Leben lang »emotional Steine geschleppt« und hierdurch den Lebenswillen nahezu verloren hat, wenn er also stets gelitten hat unter Überforderung, Unterschätzung, Misstrauen und Erwartungsdruck, dann hilft nur noch eines: das ganze Leben mit all seinen Traumen und Katastrophen an einem »roten Faden aufzureihen«.

Diese Coachingtechnik, für die es noch keinen offiziellen Namen gibt – ich nenne sie *künstliches Nahtod-Erlebnis* oder auch *hypnotische Lebensrückschau* habe ich entwickelt, damit ein Mensch sich die Chronologie, den Zusammenhang und die Bedeutung bestimmter Ereignisse bewusst machen kann.

Bei einem Nahtod-Erlebnis berichten Menschen oft von einer Lebensrückschau. Erlebnisse und Szenen aus Kindheit und Jugend sind plötzlich wieder präsent. Eine solche Erfahrung ist meist wesensverändernd. Betroffene sind danach nicht mehr dieselben wie vorher. Meistens sind sie verständiger, friedlicher, oft weise. Man kann die wichtigsten Elemente eines Nahtod-Erlebnisses in eine sogenannte hypnotische Traumreise fassen und dem Klienten präsentieren, als wäre es seine eigene Biografie. Bisherige, schier unlösbar geglaubte Probleme erscheinen dann plötzlich überschaubarer.

Stellen Sie sich vor, in einem Zustand der leichten Entspannung hörten Sie, wie jemand Ihnen Ihr ganzes Leben in Stichpunkten aufzählt und Sie darin entdecken, dass alles, worunter Sie wirklich gelitten haben, immer demselben Muster entspringt. Stellen Sie sich vor, welchen Effekt es auf Ihr Selbstvertrauen hat, wenn Ihnen klar wird, dass Sie Ihr Leben lang eigentlich immer nur an »einer einzigen Baustelle« gearbeitet haben und Sie alle anderen Probleme etwas leichter nahmen.

Meiner Theorie nach haben nämlich alle Symptome eines Menschen denselben traumatisierenden Ursprung. Es wären damit, bildlich gesprochen, alles »Köpfe desselben Drachens«. Wenn Sie erkennen, ja förmlich spüren, dass Sie den Kampf beenden können, weil Ihnen Dinge wie ungerechtfertigte Bestrafung oder intellektuelles Unterschätztwerden aufgrund der Macht und der Reife eines Erwachsenen nichts mehr anhaben können, weil Sie nun adäquat darauf reagieren können, dann werden Sie ein nie gekanntes Gefühl der Entlastung verspüren. Und wie Sie ja wissen, wird sich dieses starke Erleichterungsgefühl körperlich niederschlagen. Kummerfalten, dicke Tränensäcke, ja sogar ergraute Haare verändern sich damit ab diesem Zeitpunkt kontinuierlich zum harmonischen Positiven. Oder haben Sie gedacht, man sieht Ihnen nicht an, wie Sie sich im Leben fühlen? Denken Sie daran: Sie sind nackt!

Ein Hinweis: Machen Sie diese Übung bitte niemals ohne professionelle Anleitung, wenn Sie nicht angesichts der Katastrophen in Ihrem Leben hilflos im Jammertal versinken wollen. Sie brauchen jemanden, der Ihnen wirklich zeigen kann, dass und wie Sie Ihre bisherigen Erfahrungen in ein Muster einordnen und dann mit einer anderen Sichtweise aufarbeiten können. Für diese Zwecke habe ich ein sehr hilfreiches Audioprogramm mit dem Namen »Der Berg des Lebens«[18] aufgenommen. Mit diesem Audio-Coaching können Sie den »Wie-neugeboren-Effekt« kennenlernen. Sind die »Schlaglöcher Ihrer Biografie« erst einmal rational überschaubar, geht's schwungvoll weiter. Auch die Hörbuch-Version (→ Seite 33) dieses Buches enthält ein spezielles Coaching mit einigen Denkanstößen, um die Vergangenheit etwas weiter hinter sich zu lassen.

Schließen Sie Frieden mit Ihrem Leiden

Die Welt ist voller Berichte darüber, dass Menschen, die sich nicht länger von ihrer Krankheit bedroht fühlen, recht schnell wieder gesunden. Ein weiteres bewegendes Beispiel ist der kleine neunjährige Daniel aus Hessen. Dieser litt an einem Hirntumor und hatte monatelang um sein Leben zu bangen. Daniel beschloss, dem Berliner Tierpfleger Thomas Dörflein einen Brief zu schreiben. Dörflein, durch seine Rettungsaktion des von seiner Mutter verstoßenen Eisbären Knut berühmt geworden, antwortete und machte dem Jungen Mut. Neun Tage vor seinem eigenen Tod schickte Dörflein dem Jungen einen letzten Ermutigungsbrief mit ein paar Haaren von Eisbär Knut. Daniels Ziel war immer gewesen, den Eisbären im Berliner Zoo zu besuchen. In einer achtstündigen Operation wurde Daniel der Tumor entfernt. Sieben Wochen lag der Junge im Krankenhaus, durchlitt danach 13 Monate Chemotherapie und Bestrahlung. Laut der Mutter von Daniel verschwand die letzte Metastase von selbst. Ärzte diagnostizierten die vorläufige Heilung.

Ein anderes Beispiel wurde im Herbst 2008 im Deutschen Fernsehen[19] ausgestrahlt. Der an Hautkrebs erkrankte Armin Schütz wurde von seinen Ärzten darauf vorbereitet, dass er nur noch wenige Wochen zu leben hätte. Was tat der Mann? In einem Moment der Besonnenheit »sprach« er mit seinem Krebs und sagte sinngemäß zu sich selbst: »Wenn ich sterbe, dann stirbst du auch, also überlege dir, was du tust, Krebs!« Der Krebs verschwand innerhalb kürzester Zeit. Der Fall wurde in einem Forschungsprojekt des Klinikums Nürnberg ausführlich dokumentiert. Doch Spontanheilungen wie die von Armin Schütz gelten als Streitzone zwischen Schulmedizinern und alternativen Ärzten. Die Schulmedizin versucht, allgemeingültige Erkenntnisse auf der Grundlage des biologischen Körpers zu finden. Krankheit A wird bei gleichem Verlauf und Muster immer mit Therapie B geheilt. Dass der Körper aber durch unsere individuellen Glaubensmuster und Verhaltensweisen beeinflusst wird, wird von der Medizin aus ideologischen Gründen kategorisch abgelehnt.

Ich fürchte, dass diese Denkweise noch so manchen hochqualifizierten Arzt um seine therapeutischen Erfolge bringen wird.

Viele meiner Klienten sehen auch nach Wochen noch sichtlich erleichtert, entspannt und verjüngt aus, nachdem wir in einer intensiven Hypnosesitzung (teilweise gehen unsere Termine über acht Stunden, je nach Zielsetzung) dafür gesorgt haben, dass sie ihren eigenen Eltern für all die Fehler und all das Leiden in der Kindheit wirklich verziehen haben. Sorgenfalten, ergrautes Haar, Schatten unter den Augen, die Körperhaltung, der Händedruck – all das verändert sich deutlich sichtbar zum Positiven, wenn man innerlich wirklich Frieden mit seinen ehemaligen »Feinden« geschlossen hat. Natürlich wird in solchen Terminen auch immer recht viel geweint, denn ein ganzes Leben wird noch einmal aufgerollt und verarbeitet, sodass ein neuer Lebensabschnitt eingeläutet werden kann. Aber gegen Flüssigkeitsverlust durch Weinen gibt es ja zum Glück Wasser.

Wasser ist Ihr Jungbrunnen!

Der menschliche Körper besteht zu rund 70 Prozent aus Wasser. Bei einem Menschen mit einem Gewicht von 70 kg befinden sich dabei etwa 60 Prozent des Wassers in den Zellen, rund 30 Prozent zwischen den Zellen, und das Blut verwendet zehn Prozent.

Rund ein Viertel der gesamten Flüssigkeitsmenge ist in unserer Haut, dem Haupt-Feuchtigkeits-Reservoir, gespeichert. Es lässt sich beobachten: Je älter man wird, desto niedriger ist der Hydrogehalt. Mit 60 Jahren sinkt der Wassergehalt auf etwa sechzig Prozent.

In unseren Breitengraden ist das Wasservorkommen zwar beneidenswert hoch (nur ca. 0,3 Prozent der weltweiten Wasservorräte sind als Trinkwasser verfügbar, und wir sind mit täglich über 120 Litern Wasserverbrauch pro Kopf unter den Spitzenreitern), doch trinken wir fast alle viel zu wenig. Mangelnde Flüssigkeitszufuhr ist eine ernste Hypothek auf die Gesundheit und kann eine ungünstige Voraussetzung für viele altersbedingte Krankheiten sein.

Etwa zwei bis drei Liter Wasser sollten wir als Erwachsene täglich zu uns nehmen. Natürlich kommt diese Menge nicht nur durch Trinken, sondern auch über die Nahrung zustande, die ja – wie zum Beispiel Obst und Gemüse – zu großen Teilen aus Wasser besteht. So enthält etwa eine Gurke zu ca. 95 Prozent Wasser.

Wasser ist der Hauptbaustein für eine Vielzahl von Funktionen in unserem Organismus. So ist es beispielsweise zum einen die Basis für den Stoffwechsel, indem es als Lösungs- und Transportmittel dient, zum anderen Regulator für unsere Körpertemperatur. Haben Sie zu wenig Wasser, öffnen Sie Ihren Problemen Tür und Tor.

In meinem Institut bekommen unsere Klienten während des Coachings immer ein großes Glas gutes, reines Wasser (»Bergkristallwasser«) zu trinken. Dabei geht es mir nicht so sehr darum, höflich den Gastgeber zu spielen und einen guten Eindruck zu machen, sondern darum, eine »Störquelle« in Ihrem Gehirn auszuschalten: latentes Durstgefühl. Ein nicht bewusst wahrgenommener Flüssigkeitsmangel wird dennoch vom Gehirn registriert. Bleibt das wichtige Grundbedürfnis, die Flüssigkeitsversorgung, als latenter »Unruheherd« im Hinterkopf bestehen, wird sich nämlich ein unbewusster Teil Ihres Gehirns damit beschäftigen und dadurch andere Funktionen blockieren.

Sie wissen: Wenn ein Mensch Schmerzen, Müdigkeit oder Blasendruck empfindet, lenkt ihn das von vielen anderen Dingen ab. Durst ist für den Körper so ähnlich. Durst ist kein Warnzeichen, sondern bereits ein *Alarmzeichen*. Wird der Durst bewusst wahrgenommen, signalisiert der Körper bereits ein Versorgungsproblem. Um die ungeteilte Aufmerksamkeit herzustellen – also auch die des Unterbewusstseins –, ist es somit sehr sinnvoll, sich von einem latenten Durstgefühl zu befreien.

Nun wissen Sie auch, was jeder Arzt weiß: »Verwirrte« Patienten, also Menschen mit Gedächtnis-, Orientierungs- und Wortfindungsstörungen, haben oftmals nur über Tage zu wenig getrunken und sind dehydriert. Flüssigkeitsgabe sorgt dann meist überraschend schnell wieder für geistige Klarheit.

Bevor Sie also beginnen, Ihr Gehirn, welches zum Großteil aus Wasser besteht (!), für etwas Anspruchsvolles zu benutzen, sollten Sie rechtzeitig vorher genug Wasser trinken, um körperlich möglichst bedürfnislos zu sein. Dasselbe gilt natürlich auch für den Sport: *Vorher* reichlich trinken, um die Muskeln zu versorgen, nicht erst nachher!

Entfaltung hilft gegen Falten

Wasser brauchen natürlich ebenfalls auch die bis zu vier Quadratmeter Haut, die ein Mensch hat. Hautzellen benötigen Wasser als Energiespender, für Aufbau und Eigenschutz. Faltige Haut kann mit ausreichender Wasserversorgung wieder hervorragend geglättet werden.

Stabilisatoren in der Haut, wie beispielsweise Harnstoffe, versorgen die Haut mit ausreichender Feuchtigkeit von innen und sind somit verantwortlich für einen gesunden, rosigen Teint. Wassermangel beeinträchtigt die Elastizität und auch die Widerstandsfähigkeit der Haut. Infolgedessen verändert sich die Struktur der Hornschicht, die Haut wird rissig, schuppig, rau und spröde. Trockenheitsfältchen erscheinen. Nun können Sie zwar pfundweise Feuchtigkeitscremes auftragen, doch damit geraten Sie in einen Teufelskreis, in welchen die Kosmetikbranche Frauen ab 25 längst hineinverbannen möchte: Durch das oftmalige Auftragen von Feuchtigkeitscremes quillt die äußerste Schicht der Haut, die Hornschicht, auf. Hierdurch wird die natürliche Barrierefunktion der Haut vermindert, Umweltreize irritieren die Haut umso mehr; das unangenehme Hautgefühl wird dadurch verstärkt, zudem können Keime leichter in die tieferen Hautschichten eindringen und Infektionen hervorrufen. Hinzu kommt, dass durch das permanente Eindringen körperfremder Chemikalien möglicherweise die Fähigkeit der Haut, Feuchtigkeit zu speichern, verloren geht – somit muss weiter gecremt werden. Heraus aus dem Teufelskreis kommen die »Nivea-Junkies« meist nur mit »Entzug«, also dem konsequenten Vermeiden von Feuchtigkeitscremes. Dabei sollte man wiederum viel trinken und sich weitgehend säurefrei ernähren, so mein Rat.

Wasser arbeitet im Körper als Lösungs- und Transportmittel und wird auf molekularer Ebene alle 14 Tage vollkommen ausgetauscht. Nur wenn wir genügend trinken, bleibt der Stoffwechsel aktiv, nimmt Giftstoffe mit und sorgt für eine pralle Haut.

Sind Sie bereits dehydriert? Ziehen Sie eine kleine Hautfalte am Handrücken zwischen Daumen und Zeigefinger hoch und lassen Sie dann los. Je schneller sie wieder glatt wird, desto besser sind Ihre zellulären Wasserdepots gefüllt.

Doch die Haut ist mit rund zwei Kilo Gewicht nicht nur eines unserer größten Organe, sie ist zudem enorm symbolträchtig, da sie nicht nur gut sichtbar ist, sondern auch unserem äußeren Erscheinen Ausdruck verleiht. Wassermangel sehen wir einem Menschen sofort an einem »etwas traurigen« Gesamteindruck an. Jede einzelne der rund 300 Millionen Hautzellen wird vom Gehirn kontrolliert und spiegelt somit nolens volens unsere Gedanken wider.

Besonders die Gesichtshaut zeigt, wie ein Mensch sich fühlt. Lachfältchen kennt jeder. Sie entstehen durch permanente Muskelbewegungen beim Lächeln und lassen somit darauf schließen, dass der Betreffende oft lächelt oder lacht. Lachfalten wirken allerdings nicht grundsätzlich sympathisch, sondern können interessanterweise durchaus unharmonisch wirken, nämlich immer dann, wenn der Träger nicht aus Heiterkeit lacht, sondern »falsch« aus Unsicherheit, Spott oder zur Beschwichtigung.

Verpolt und fast geschieden

Manuela war eine sportliche Mittfünfzigerin, die als Pharmareferentin arbeitete. Als sie mich aufsuchte, war ihre Ehe am Ende, sie wollte nur noch weg, von einem Mann, den sie mittlerweile abgrundtief hasste. Ihre ganze Ausstrahlung verrieten Disziplin und Selbsthärte. Oberflächlich betrachtet wirkte sie attraktiv, wobei sie mit falschen Wimpern, Nägeln und reichlich Make-up nachhalf. Doch ihre tiefen Stirnfalten und deutlichen Tränensäcke konnte sie ebenso wie ihre heruntergezogenen Mundwinkel nicht wirklich verbergen, obwohl sie mit verschiedenen Eingriffen versucht hatte entgegenzusteuern. Ihre etwas zickige Stimme, leicht nach oben gedrückt und spitz, verriet, was sie eigentlich war: misstrauisch, kontrolliert und unsympathisch. Eine totale Mogelpackung, wie ich sie nannte. Ihr gesamtes Äußeres verriet, was sie mir unter Hypnose bestätigte: Sie wollte die verlorene Aufmerksamkeit ihres Vaters zurückgewinnen, suchte sich dafür einen Partner als Vaterersatz, männlich, verständnislos, hart und diszipliniert. Leider hatte sie sich bereits viel zu viele Eigenschaften vom Vater angeeignet, wie auch ihr flacher Busen verriet, sie war ein typischer »Sohn zweiter Klasse«. Ein Mensch, der es bedauerte, eine Frau zu sein mit dem, was sie unter Weiblichkeit verstand: abhängig, schwach, emotional, ausgenutzt und unterworfen. Kein Wunder, dass sie ihren Ehemann hasste. Er wollte schließlich eine Frau und keinen Möchtegern-Sohn. Er fühlte sich in seiner Männlichkeit nicht willkommen, was er ja auch nicht war, und versuchte daher, noch maskuliner zu sein mit dem, was er darunter verstand: hart, unerbittlich, unabhängig, ignorant und dominant. Nicht selten wurde er fast handgreiflich. Die beiden Eheleute stritten oft, und das wie zwei Feinde.

Als ich sie in ihrer Traumreise einmal ihre natürlichen weiblichen Stärken spüren ließ: intuitiv, emotionskompetent, kommunikativ und vor allem regierend, nicht herrschend, verstand sie, dass sie in ihrer Mutter kein weibliches Vorbild hatte. Sie hatte gar keine Chance, eine feminine Frau zu werden, denn es gab in ihrer Familie keine, von der sie es hätte lernen können. Nach dem mehrstündigen Coaching mit einer langen und intensiven Traumreise sah sie wie ausgewechselt aus. Ihr Gesicht war entspannt und viel weicher, fraulicher und attraktiver.

Nach einigen Monaten schickte sie mir ihren Mann in die Praxis, ich möge ihm helfen, das starke Rauchen aufzugeben. Sie begleitete ihn und sagte mir im Vertrauen, ich hätte ihre Ehe gerettet. Und, wie man deutlich sah, ihre Weiblichkeit wohl ebenso. Sie wirkte nicht mehr wie eine von Groll erfüllte Leistungssportlerin, sondern tatsächlich wie eine Frau. Manuela ist übrigens die verweiblichte Form von Manuel. Dieser Name hat den gleichen Wortstamm wie Manus, die Hand. »Handeln, tun und machen« sind aber dem maskulinen Yang-Pol zugeordnet. Was haben sich die Eltern nur dabei gedacht, einem Mädchen einen Männernamen zu geben? Ganz einfach: Sie wollten, dass ihre Tochter stark und unabhängig wird. Dass sie deswegen von ihrem Mann fast verprügelt wurde, wollten sie bestimmt nicht.

Dicke Tränensäcke lassen einen Menschen »verbraucht« erscheinen und sind oftmals ein Zeichen unterdrückter Wut. »Nicht geweinte Tränen« nenne ich das und weiß bei einem solchen Menschen sofort, dass er Weinen für einen Schwächebeweis hält, Schwäche aber offenbar nicht zeigen darf – man zieht sich zurück in die Defensive. Oder aber er unterdrückt die Wut, weil er niemanden verletzen will, was der Offensive entspräche, oder eben die dritte Variante mit Konflikten umzugehen – die Akzeptanz und das Verständnis – nicht kennt. Oft erlebte, aber nie geäußerte Entrüstung und Empörung über Ungerechtigkeit ist meist das Trauma, welches die Tränensäcke über die Jahrzehnte anschwellen lässt.

Die senkrechte Stirnfalte über der Nasenwurzel deutet ebenso darauf hin, dass hier ein Mensch über viele Jahre täglich immer wieder die gleiche Gefühlslage hat und daher auch immer die gleiche Bewegung macht: Er zieht seine Stirnmuskeln in der Mitte zusammen.

Immer dann, wenn ein Kind dazu genötigt wird, sich zu konzentrieren, also seine Wahrnehmung mittels Disziplin auf einen äußerlichen Aspekt richten soll, werden die Gesichtsmuskeln in einer Art angestrengt, welche quasi die beiden Augen näher zusammenbringen soll. Das gräbt sich ein.

Vergleichen Sie unter diesen Gesichtspunkten Portraitaufnahmen von unseren Altkanzlern Kohl und Schröder, dann

Praktische Übung Nr. 5: Gesichtsfaltentraining

Stellen Sie sich bitte einmal vor den Spiegel, und tun Sie so, als ob Sie mit etwas nicht einverstanden sind und ein kritisches »Häh?« äußern. Dann sehen Sie diese Falte über der Nasenwurzel und wissen nun, wie sie entstanden ist. Blicken Sie nun wieder in den Spiegel und machen Sie jetzt die passende Miene zu einer interessanten Erkenntnis, während Sie erstaunt sagen: »Ach so!« Dann werden Sie sehen, woher die waagerechten Stirnfalten kommen. Offenheit ist der Gefühlszustand, der diese Linien zeichnet.

wissen Sie, warum der eine schier unbeweglich schien, derweil der andere oftmals »nachbesserte«.

Diese Falten können wieder aus dem Gesicht verschwinden, wenn sich im Denkmuster des betreffenden Menschen etwas ändert. Immer dann, wenn man sich innerlich von den Glaubenssätzen befreit, die einen unterschwellig zu diszipliniertem Handeln und Selbstunterdrückung gebracht haben, wenn man also beginnt, sein eigenes Selbst zu *entfalten*, souverän, selbstsicher und druckfrei, dann verschwinden auch wieder die Falten. Oftmals lässt sich dies bereits nach wenigen Stunden beobachten.

Das Leben zu verändern kann so einfach sein

Warum eine Erkenntnis sich schlagartig und nachhaltig auf unser Verhalten, Empfinden und damit auf die Biografie auswirken kann, lässt sich recht gut anhand des Beispiels mit dem sogenannten »Ei des Kolumbus« zeigen.

Sie kennen die Geschichte, oder?

»Christoph Kolumbus wird nach seiner Rückkehr aus Amerika während eines Essens bei Kardinal Mendoza im Jahr 1493 vorgehalten, es sei ein Leichtes gewesen, die ›Neue Welt‹ zu entdecken, es hätte dies schließlich auch jeder andere vollführen können. Daraufhin verlangt Kolumbus von den anwesenden Personen, ein gekochtes Ei auf der Spitze aufzustellen. Es werden viele Versuche unternommen, aber niemand schafft es, diese Aufgabe zu erfüllen. Man ist schließlich davon überzeugt, dass es sich hierbei um eine unlösbare Aufgabe handelt, und Kolumbus wird darum gebeten, es selbst zu versuchen. Dieser schlägt sein Ei mit der Spitze auf den Tisch, sodass sie leicht eingedrückt wird und das Ei stehen bleibt. Als die Anwesenden protestieren, dass sie das auch gekonnt hätten, antwortete Kolumbus: ›Der Unterschied ist, meine Herren, dass Sie es hätten tun können, ich hingegen *habe* es getan!‹

Ursprünglich war die Anekdote vom Ei des Kolumbus von dem italienischen Künstler Giorgio Vasari (1511 – 1574) auf seinen Landsmann Filippo Brunelleschi (1377 – 1446) gemünzt worden. Dieser Baumeister soll durch die Lösung des ›Ei-Problems‹ den Auftrag zum Bau der Kuppel des Doms Santa Maria del Fiore erhalten haben. Das würde die Anekdote jedenfalls passend machen, da die Domkuppel in Florenz augenscheinlich an die Form eines Eis erinnert, das an der Spitze aufgestoßen ist.«[20]

Ob diese Anekdote nun wahr ist oder nicht und ob es nun Kolumbus war oder Brunelleschi – hier sieht man jedenfalls, dass eine Erkenntnis innerhalb von Sekunden die gesamte Denkweise über ein Problem verändern kann. Dieses wohlbekannte Phänomen nennt sich auch »Aha-Effekt«. Mit dessen Hilfe werden wir uns im Folgenden einmal einigen Ihrer möglichen Problemfelder nähern, um diese »Baustellen« endgültig zu beenden. Wenn Sie nämlich mit voller Kraft reifen statt vergreisen wollen, sollten Sie es sich zunächst nicht durch leicht zu vermeidende Alltagsprobleme unnötig schwer machen.

Wie Sie ganz leicht abnehmen

»Wie viel Kilo wollen Sie runter bekommen? Zwanzig? Bis wann? Innerhalb von vier Monaten? Kein Problem! Essen Sie, was und so viel Sie wollen, aber essen Sie niemals mit einem schlechten Gewissen!« Genauso spreche ich mit meinen Klienten, bevor ich ihnen erkläre, dass nicht das übermäßige falsche Essen dick macht, sondern nur ein bestimmtes Gefühl bei der Nahrungsaufnahme. Was Ihnen nun vielleicht viel zu einfach erscheint, ist genau der Grund, warum sämtliche noch so absurde und verschiedenartige Diäten und Ernährungsprogramme bei Menschen zum selben Ergebnis führen können: Gewichtsverlust, obwohl Sie etwas essen. Immer wenn Sie mit einem deutlichen Mangelempfinden essen – und sei es noch so unterbewusst –, schüttet Ihr Körper neben dem beim Essen üblichen Insulin eine Reihe weiterer Botenstoffe aus, darunter Östrogen und Cortisol. Haupteigenschaft dieser körpereigenen »Notfallmischung« ist, dass sie in den Kohlenstoffwechsel und in den Wasserhaushalt eingreift. Kurzum: Sie bauen Fettzellen auf. Das ist eine sehr sinnvolle Maßnahme des Körpers, denn wenn Sie befürchten, nicht ausreichend Nährstoffe zur Verfügung zu haben, halten Sie vorsichtshalber daran fest.

Essen Sie aber mit einem Überflussempfinden, etwa weil Sie Ihre Speise nicht mögen, essen müssen und keinen emotionalen Vorteil darin sehen, dann reguliert Ihr Körper seinen überschüssigen Fettanteil von alleine wieder herunter. »Abnehmen ist leichter als Zunehmen«, sage ich daher, denn zum Zunehmen braucht man Angst. Zum Abnehmen braucht man gar nichts.

Nun höre ich Sie förmlich aufschreien: »So einfach kann das doch nicht sein! Meine Erfahrung ist eine ganz andere!

Mein Arzt zeigt mir einen Vogel, wenn ich ihm das erzähle!« – und so weiter. Ich kann nichts dafür, dass die schwierigen Dinge im Leben meist nur deshalb so schwierig sind, weil wir nicht wahrhaben wollen, wie einfach sie sind. Probieren Sie den obigen Tipp aus: Essen Sie bitte drei Tage lang nichts, von dem Sie glauben, es mache dick bzw. behindere Sie beim Abnehmen – und Sie werden abnehmen, vorausgesetzt, Sie möchten dies auch. Sie müssen, genau wie bei einer Diät, beseelt sein von dem Gedanken: »Ich tue alles, um schlanker zu werden, und nichts, um mein Übergewicht zu halten.« Was Sie dann genau tun, lassen oder essen, ist in Bezug auf das Gewicht egal – Hauptsache, Sie halten Ihre Maßnahme für wirklich geeignet!

Eine Studie mit 872 Probanden, die ich Anfang 2009 machte, zeigte, dass über 80 Prozent der Erhebungsgruppe allein durch ein automatisiertes Online-Coaching innerhalb weniger Tage an Gewicht verloren haben. Ausnahmslos alle Teilnehmer jedoch haben verstanden, dass ein Übergewicht nichts mit der Nahrung zu tun hat, sondern mit den daran geknüpften Emotionen. Die Probanden mussten zur Teilnahme an dem Versuch auf eine bestimmte E-Mail, die sie bekamen, antworten. Hierfür wurde eine E-Mail-Adresse angegeben, die nicht der Absenderadresse entsprach. Klickte man also auf »Antworten« landete die E-Mail nicht im tatsächlichen Online-Coaching, sondern in einer Kontrollgruppe. Die andere Gruppe bekam psychologische Hinweise, Informationen über die Biochemie des Fettaufbaus und abschließend eine Frage, die sie wiederum per Mailantwort nach drei Tagen beantworten sollte. Dadurch bekam der Teilnehmer eine weitere Mail mit Informationen und Fragen und so weiter. Diese automatisierte psychologische Betreuung mit nützlichen Informationen und dem Auflösen von Glaubenssätzen erzielte, dass 565 Menschen verstanden, dass ein Übergewicht nichts mit Essen zu tun hat, sondern mit dem Grund zum Essen, und rund 450 Menschen nahmen ab, ohne ihre Ernährung bewusst zu verändern. Bei der Kontrollgruppe nahmen weniger als zehn ab, und das wahrscheinlich auch nur, weil sie dachten, sie nehmen durch die Studie ab, und hatten dadurch weniger Angst vor dem Essen.

Jeder Koch wird Ihnen bestätigen können, dass es einen großen Unterschied für den Fettaufbau macht, ob Sie mit einem schlechten Gewissen essen oder ob Sie wirklich essen möchten.

Übrigens: Wenn Sie aus Ihrer Waage ein Biofeedback-Gerät machen, haben Sie einen guten Motivator. Es muss Spaß machen, jeden Tag zu sehen, wie Sie wieder 200 Gramm abgenommen haben. An einem Tag sind es auch mal nur 100 Gramm – je nach Startgewicht, an einem anderen Tag sind es aber auch mal wieder 400 Gramm, die Ihre Waage weniger anzeigt, wenn Sie alles richtig machen. Mal sind vielleicht auch wieder 350 Gramm drauf, aber am nächsten oder übernächsten Tag geht's wieder abwärts mit dem Gewicht.

Tipp: Wenn Sie mal »gesündigt« haben, etwa mit einer Mahlzeit, die Ihnen ein schlechtes Gewissen machte, dann »büßen« Sie eben anschließend – schaffen also einen Ausgleich, den Sie für angemessen halten, um Ihre »Sünde« zu neutralisieren. Ob Treppensteigen, Wasser trinken, Frühstück halbieren oder Joggen – Hauptsache, Sie denken wieder, dass Ihre Sünde neutralisiert ist, damit Sie kein zusätzliches Cortisol ausschütten.

Ich hatte eine Klientin, die hat trotz Coachings und sogar während der Ausbildung bei mir ein ganzes Jahr lang nichts abgenommen. Ich war verzweifelt. So etwas hatte ich noch nie erlebt. Ich bestellte die Bankangestellte zu einem letzten Gespräch. Ich war bereit, bei Misserfolg meine Theorie zu verwerfen, zumindest aber meine Methode zu überarbeiten. Doch zum Glück war das nicht nötig. Nach zwölf Monaten entdeckte sie den letzten guten Grund, um ihr Übergewicht zu halten. Sie hatte kein Problem mit einer weiblichen sexy Ausstrahlung oder einem eifersüchtigen Mann. Aber sie wollte im Job nicht für eine »eiskalte falsche Schlange« gehalten werden, wenn sie ihren Kunden den erhofften Kredit verweigern musste und dadurch deren Träume platzten. Ich erklärte ihr, dass diese Menschen sie so oder so dafür hassen, ob sie aussieht wie eine liebe Mutti oder wie ein Vamp. Das wäre den enttäuschten Kunden doch egal. Daraufhin nahm sie endlich automatisch ab. 13 Kilo in 16 Wochen.

Denken Sie bitte immer daran: Bei den Falschen kannst du ohnehin nichts richtig machen, denn es sind die Falschen. Bei den Richtigen kannst du nichts falsch machen, denn es sind die Richtigen.

Automatisch Muskeln aufbauen

Wenn Sie abnehmen können, nur weil Sie Ihrem Körper nichts Gegenteiliges mehr befehlen, beziehungsweise *zunehmen* konnten, nur weil Sie einen *emotionalen Grund dafür* hatten, dann können Sie diesen Effekt natürlich auch für ein ganz ähnliches Ziel nutzen: Muskelaufbau. Hierfür – Sie ahnen es bereits – brauchen Sie selbstverständlich auch kein Fitnessstudio, sondern nur einen guten Grund. Mit diesem emotionalen Grund im »Hinterkopf« richten Sie bitte einmal für eine Viertelstunde täglich Ihre gesamte Aufmerksamkeit in die Muskelgruppen, die Sie zum Wachsen bringen möchten. Schon seit Jahrzehnten ist hinlänglich erforscht und erwiesen, dass es den Muskeln ziemlich einerlei ist, aus welchem Grunde das Gehirn mit Carnitin, Steroiden, Testosteron & Co. das Muskelwachstum veranlasst. Ob nun durch mechanische Reizung (mikroskopische Muskelfaserverletzungen durch Training), metabolische Ursachen wie Sauerstoffmangel oder Änderung des Säurewertes in den Muskelzellen, Doping durch äußere Gabe von Wachstumshormonen oder eben sogar durch pures Imaginieren einer Belastung – ein Wachstumsreiz ist ein Wachstumsreiz.

Glauben Sie nicht? Doch Ihr eigener Herzmuskel wurde genauso aufgebaut. Noch bevor er zu Anfang der dritten Woche der fetalen Entwicklung zum ersten Male im Mutterleib schlug, waren die dafür erforderlichen Muskelzellen gewachsen. Hierfür war weder ein Bodybuildingstudio noch eine Dopingspritze erforderlich, sondern lediglich ein Bauplan.

Der Sportphysiologe Guang Yue von der Cleveland Klinik im US-Bundesstaat Ohio untersuchte im Jahre 2001 die Tatsache, dass allein der Gedanke an Sport das Muskelwachstum anregen kann. Zehn Probanden im Alter zwischen 25 und 35 Jahren mussten fünf mentale Trainingseinheiten pro Woche absolvieren. Die Teilnehmer sollten sich dabei vorstellen, dass sie den Bizeps so stark wie möglich anspannen. Die Gehirnaktivität wurde mit Elektroden aufgezeichnet, zudem überwachten die Forscher, dass die Studenten die Muskeln nicht wirklich anspannten. Bereits nach 14 Tagen waren die Muskeln um bis zu 13,5 Prozent gewachsen. In den späten 1970er-Jahren trainierten russische Wintersportler zu 75 Prozent allein mental und erreichten mit 22 Medaillen, davon zehnmal Gold, den ersten Platz bei den Olympischen Winterspielen 1980 in Lake Placid.

Die Hörbuch-Version (→ Seite 33) dieses Buches beinhaltet unter anderem ein »virtuelles Fitness-Studio«, eine geführte Hypnose zum Aufbau und Erhalt von Muskeln. Dieses Programm habe ich vor vielen Jahren für durch Unfall verletzte Sport-Profis entwickelt. Sie funktioniert aber offenbar auch bei krankheitsbedingtem Muskelschwund. Einige Probanden berichteten von objektivem Muskelzuwachs nach nur einer Woche täglichem entspanntem Hören. Wichtig scheint dabei allerdings stets zu sein, dass Sie in diesen 15 Minuten wirklich Ihre ganze Aufmerksamkeit in die Muskeln lenken.

Einen Nachteil haben die »herbeigedachten« Muskeln allerdings: Sie entstehen nicht wie üblich infolge von Mikroverletzungen, die kompensatorisch repariert werden, und bauen daher auch nicht so viel Stützgewebe (mit den Muskelzellen verschmolzene Satellitenzellen) auf. Das hat wiederum zur Folge, dass Ihre Muckis bei fehlender mechanischer Nutzung und Beanspruchung nicht ganz so lange erhalten bleiben wie durch Muskelkater-Faserrisse erarbeitete Muskeln.

Ist Ihnen Hören und Sehen vergangen?

Weiter oben hatte ich schon erwähnt, dass unser Hörvermögen oft sehr stark psychosomatischen Einflüssen unterliegt und daher durch psychologische Verfahren wieder verbessert werden kann (es sei denn, die Hörnerven sind durch Verletzung oder Medikamente zerstört). Sie können Ihre Ohren schulen, indem Sie im Wald so lange der Stille lauschen, bis Sie hören, dass es alles andere als still ist. Wenn Sie Musik mögen, besorgen Sie sich einen geräuschunterdrückenden Kopfhörer (Noise Cancelling System) und hören täglich so leise wie möglich Musik. Der positive Wunsch zu hören lässt Sie Ihre Lauscher spitzen.

Dasselbe gilt natürlich für unsere Augen, wie auch für alle weiteren Sinnesorgane, etwa unsere Haut. Sicherlich haben Sie schon einmal davon gehört, dass es Menschen gibt, bei denen gewöhnliches Streicheln der Haut kaum einen Sinnesreiz erzeugt. Die Reizschwelle dieser Menschen ist, meist durch körperliche Misshandlungen, derart hoch, dass zur sexuellen Stimulation Peitschenhiebe und Stockschläge erforderlich sind. Selbstverstümmler haben oft ebensolche »Abstumpfungserfahrungen« gemacht. Um überhaupt Berührung zu verspüren, verwenden sie glühende Zigarettenkippen, Rasierklingen, Nadeln und andere Gegenstände, mit denen sie sich selbst teils lebensbedrohliche Verletzungen beibringen. Wer überstrapaziert ist, braucht größere Reize.

Meiner Erfahrung nach liegt ein Großteil aller erworbenen Sehschwächen ebenfalls im Bereich der Überstrapazierungen. Wir reden folglich nicht von Abnutzungserscheinungen, sondern von Psychosomatik. Oft zeigt sich, dass wenn ein Mensch sich zu sehr anstrengt, seine kognitive und sensitive Effizienz beträchtlich nachlässt. Mit einem Beispiel möchte ich das erläutern:

Sie können mühelos über ein 10 Meter langes und 35 Zentimeter schmales Brett gehen, wenn es über zwei Getränkekisten, also etwa 40 Zentimeter über dem Boden, liegt. Legen Sie ein solches Brett nun zwischen zwei Hochhäuser, werden Sie aller Wahrscheinlichkeit nach keinen einzigen Schritt machen. Gerade weil Sie versuchen, Ihre Aufgabe des Balancierens ganz besonders gut auszuführen, wird Ihnen, obwohl Sie sich anstrengen, Mühe geben und zusammenreißen, der Gang über das Brett nicht annähernd so leichtfallen wie beim ersten Mal (obwohl Sie mit der daraus gewonnenen Erfahrung nun sogar geübter sein müssten).

Woran das liegt? An Ihrer Angst zu versagen! Diese Angst überstrapaziert einige Bereiche Ihres Gehirns auf Kosten anderer. Und genau diese Angst ist es, die den meisten Brillenträgern die volle Sehkraft sabotiert. »Sehen wollen statt sehen müssen« ist die Zielsetzung der psychologischen Reparatur, die sich beim Klienten oftmals schon als angenehmer Nebeneffekt nach unseren Coachings einstellt. Hinzu kommen natürlich auch noch die symbolischen Bedeutungen einer Sehhilfe: Zum einen ist sie ein perfektes Alibi für »übersehene« Pflichten. Zum anderen verleiht eine Brille einem Menschen einen Ausdruck von Kontrolle, Bildung und Intellektualität. In der Kindheit wurde man vielleicht mit den Worten »der kleine Professor« oder »Bücherwurm« gehänselt. Fühlt man sich als Erwachsener jedoch auf unterbewusster Ebene intellektuell verkannt und glaubt, um entsprechende Anerkennung kämpfen zu müssen, kommt einem Menschen diese Bedeutung nicht selten recht gelegen.

Bedenken Sie: Das Auge gehört zu unseren anpassungsfähigsten Organen, ähnlich wie unsere Hände, mit denen Sie Klavier spielen oder boxen können, je nachdem, was Sie vorhaben. So auch Ihre Augen. Sie stellen sich mühelos auf Entfernungen von 20 Zentimetern oder auch 20 Kilometern ein, je nachdem, was Sie mit ihnen betrachten wollen. Die Unschärferelation nehmen Sie allerdings bei jedem Anpassungsvorgang mit wie einen alten Koffer. Sie sehen also immer nur so scharf, wie Sie es unterbewusst erlauben.

Im Jahr 2018 nahm eine Dame an meiner Coachingausbildung teil. Sie hatte auffallend lange blonde Haare, ein freundliches Lächeln und eine Brille, die ihrem Gesicht eine Ausstrahlung

Praktische Übung Nr. 6: Auf die Brille verzichten

Um künftig Ihre Brille nur noch optional zu benutzen, nehmen Sie sich zwei Tage pflichtfreie Zeit. Sorgen Sie vorher dafür, dass Sie wirklich keinem Erwartungsdruck unterliegen, keine besondere Fehlerfreiheit erforderlich ist. Wählen Sie ein Wochenende, das wirklich ganz alleine Ihnen gehört (etwa im Kloster eines Schweigeordens, wenn Ihnen das Ihre Sehkraftreparatur wert ist). Meditieren Sie am Morgen des ersten Tages mit der inneren Zielsetzung, zwei Tage lang ganz gelassen zu sein. Behalten Sie nach der Meditation Ihre Brille bei sich, aber setzen Sie diese nicht auf. Nach etwa 24 Stunden haben sich Ihre Augen etwas adaptiert, wenn Sie sich nicht anstrengen zu sehen. Die weiteren 24 Stunden benötigen Sie, um diese Erfahrung neuronal zu konsolidieren. Wiederholen Sie dieses Experiment je nach Intensität der Sehschwäche, die Sie sich über die Jahrzehnte »antrainiert« haben.

von Strenge gab. Helga erzählte mir, dass sie als Controllerin in einer männlich dominierten Firma arbeitet und ihr Job darin besteht, die Fehler anderer aufzuspüren.

Bereits am zweiten Morgen der Coachingausbildung, nachdem wir über missverstandene Femininität und Maskulinität gesprochen hatten, trug sie keine Brille mehr – bis zum heutigen Tag. Ein Interview mit ihr finden Sie in meinem YouTube-Video »Zu Gast auf der roten Couch« Nr. 023 mit Dr. Helga Hornung.[21]

Eine Klientin sagte mir nach einer Hypnosesitzung, in der wir diese beiden Tage Schweigekloster mal auf zwei Stunden verkürzt hatten, auf meine abschließende Frage, wie es ihr nun gehe: *»Ich werde sehen!«* Ich musste dabei schmunzeln, hat sie sich doch selbst unterbewusst gesagt, wie sie den Erfolg der Sitzung offenbar einschätzt. Es zeigte sich nur wenige Tage später, dass sie das subjektive Empfinden hatte, deutlich besser sehen zu können – genau wie sie sagte: Ich *werde* sehen. Der japanische Arzt und Buchautor Nobuo Shioya hat sich selbst mit einer bestimmten Atemtechnik mit 85 Jahren nachweislich vom Grauen Star geheilt. Er starb übrigens 2008 im Alter von 106 Jahren.

Rückfallfrei Nichtraucher werden

Mit Gelassenheit hat auch dieser Abschnitt zu tun. Einigen von Ihnen dürfte bereits meine These bekannt sein, dass ich Rauchen nicht für eine Sucht halte, sondern für eine autogene Konditionierung, also für ein selbsterzeugtes, angelerntes Verhalten. Das Rauchen lässt sich auf banal einfache Weise mühelos von jetzt auf gleich beenden, wenn man die unterbewussten Mechanismen, die zu diesem »Sucht-Verhalten« geführt haben, aufdeckt und damit bewusst macht. Die subjektiv empfundenen Wirkungen (Entspannung, Erleichterung, Konzentrationsfähigkeit), die immer noch von vielen Medizinern für eine hirnphysiologische Reaktion auf die Inhaltsstoffe einer Zigarette gehalten werden (also eine durch die Substanzen herbeigeführte Wirkung), sind rein psychisch – wie Passivraucher beweisen können. Denn diese müssten ebenfalls eine Erleichterungswirkung spüren und natürlich auch süchtig werden, wenn sie regelmäßig Qualm einatmen. Es heißt unumstritten in der Medizin, Nikotin sei die am schnellsten süchtig machende Droge. Dieser Unsinn kann nur von Chefideologen oder Pharmaforschern verbreitet werden, denn unstrittig ist, dass selbst langjährige und starke Passivraucher (wie etwa ein Schankwirt in einer gutgehenden Dorfkneipe es sein könnte) sich selbst weder als süchtig empfinden noch als süchtig gelten.

Aber davon abgesehen: Wenn es doch die Inhaltsstoffe einer Zigarette wären, welche die empfundene Wirkung auslösen, dann würde sich diese Wirkung dadurch steigern lassen, dass Sie die konsumierte Dosis erhöhen. Trinken Sie beispielsweise ein Glas Wodka, werden Sie merken, wie der Alkohol wirkt. Erhöhen Sie die Dosis, dann steigern Sie auch die empfundene Wirkung. Zuverlässig!

Jeder chronische Raucher kann jedoch bestätigen, dass die oben beschriebene, subjektiv als beruhigend empfundene Wirkung einer Zigarette nach dem zweiten Zug nicht mehr gesteigert wird. Weder erzeugt die Erhöhung der Dosis eine Steigerung der Wirkung, noch ist diese Wirkung bei jedem gleich. Das wäre nämlich so, als würden Sie beim Nippen an einem Glas Wodka sofort sturzbetrunken sein und im Verlauf des Leerens der Flasche immer nüchterner werden.

Sehen Sie: Das ist der Grund, warum der Passivraucher sich nicht erleichtert fühlt, wenn er Qualm einatmet, und das ist auch die logische Erklärung, warum ein Raucher, den man zum Einatmen der Substanzen zwingt (in einer verräucherten Kneipe), sich ebenso wenig erleichtert, beruhigt oder konzentriert fühlt.

Das ist meiner Ansicht nach der wichtigste Beweis dafür, dass die Inhaltsstoffe einer Zigarette diese Wirkung gar nicht erzeugen – sie entsteht nur durch die Tatsache, dass Sie *absichtlich* rauchen! Es ist eine reine Symbolwirkung, ähnlich wie das Pausenklingeln in der Schule – die Erleichterung entsteht durch die *Bedeutung* der Schulglocke.

Das Gefühl, unfrei zu sein, erzeugt Erwartungsdruck. Genau das ist der Grund, warum Raucher beispielsweise nach dem Essen rauchen: Ganz versteckt tobt im Unterbewusstsein das schlechte Gewissen (das ist quasi der Geist der elterlichen Erziehung) und kommandiert: »Fertig gegessen? Dann räum jetzt den Tisch ab und geh wieder an die Arbeit!« Damit dieser Gedanke keine Macht bekommt, zündet sich der Raucher nun erst einmal eine Zigarette an und signalisiert damit als Antwort ans Gewissen: »Jetzt nicht! Drei Minuten gehören noch mir!«

Nebenbei: Jetzt können Sie sich auch selbst ableiten, warum einige Raucher an Gewicht zunehmen, wenn sie einfach abstinent sind: Die subjektiv empfundene Drucksituation wird nun nicht mehr aufgelöst, der Ex-Raucher baut weiter Stress auf und schüttet Unmengen von Cortisol aus. Sie erinnern sich: Cortisol und Insulin sind die Hauptvoraussetzung für Fettzellenaufbau. Wenn aber ein Raucher auch ohne Zigarette seinen Stress abbaut, wird er sogar noch schlanker, wie Ihnen unsere Klienten bestätigen können.

Es tut mir beinahe leid, dass ich jeden Raucher, vom Bankchef bis zum Spitzenpolitiker, vom coolen Rockstar bis zum renommierten Literaturkritiker, durch das Aufdecken einer

Praktische Übung Nr. 7: Den Grund fürs Rauchen entdecken

Achten Sie einmal auf Ihren persönlichen Auslöser für das Rauchen. In welchen Situationen bekommen Sie »Schmacht«, also das Gefühl, eine Zigarette rauchen zu müssen? Sie werden in irgendeiner Form *Erwartungsdruck* registrieren. Das kann sich auch als ein Gefühl von Einsamkeit und Verlorenheit zeigen. Machen Sie sich ganz bewusst, warum Sie nun eigentlich eine Raucherpause machen wollen, und dann *machen Sie diese Pause*, ganz absichtlich und ganz bewusst, und stellen Sie sich alles vor, was die Zigarette für Sie bedeutet, aber ohne dabei Qualm einzuatmen! Denn den brauchen Sie für Ihre Raucherpause nicht. Sie brauchen keine Zigarette, sondern das, was Sie damit verbinden: Entscheidungsfreiheit, Solidarität, Schutz, Verständnis, kurzum: Menschsein.

Trotzhandlung als »Marionette seiner eigenen Eltern« entlarve und aufdecke, dass der Raucher von seinem schlechten Gewissen regiert wird und offenbar eine Selbstwertstörung hat. Aber nur mit dieser Offenheit können Sie sich selbst endlich vom Rauchen befreien. Sie werden damit zu einem *Optionsraucher*. Das bedeutet, Sie rauchen in der Art, dass Sie *nicht mehr aus demselben Grunde rauchen* wie vorher, sondern künftig hin und wieder einmal *ganz bewusst* – und damit nur zu einem Bruchteil so viel wie zuvor, oder eben gar nicht.

Ist Ihnen das zu einfach? Dann rauchen Sie doch weiter! Eine Ausrede dafür haben Sie aber nun nicht mehr, denn Tausende Menschen konnten bereits bestätigen, was Sie gerade gelesen haben – und Sie können es auch, wenn Sie ehrlich sind.

Dem Alkohol entsagen

Und wo wir nun schon einmal dabei sind: Auch Alkohol erzeugt keine körperliche Sucht in dem Sinne, dass Ihr Körper Alkohol *braucht*. Meine Forschungen zeigen: alles kalter Kaffee! Man kann durchaus auf übermäßigen Alkoholkonsum verzichten, wenn man weiß, aus welchem Grunde man sich betrinkt, und diesen Grund aus der Welt schafft. Dazu muss man wissen: Alkoholische Getränke besitzen ebenfalls eine hohe symbolische Bedeutung, die beim Genuss »mitkonsumiert« wird. Allerdings kommt beim Alkohol noch die oben erwähnte substanzielle Wirkung hinzu. Diese ist bei allen Säugetieren gleich: Die Reaktionszeit verzögert sich, und die Muskeln erschlaffen. Müdigkeit ist die Folge. Das können Sie beim Pferd, bei der Ratte und beim Hund beobachten. Doch bei uns Menschen geschieht vor Eintritt der Müdigkeit noch etwas anderes, das es bei Tieren nicht geben kann: Einige spezielle Bereiche unseres hochentwickelten Gehirns werden blockiert. Die Empathiefähigkeit, also die Fähigkeit zur Wahrnehmung der Gefühle, Erwartungen und Bedürfnisse anderer, wird hierdurch vermindert. Unsere Fähigkeit zur Disziplin, zur Selbstunterdrückung zugunsten von Fremderwartung, erlischt.

Sie können also davon ausgehen, dass auch Alkoholmissbraucher, ebenso wie starke Raucher, sich unter überhöhten Erwartungsdruck gesetzt fühlen. Ein Trinker wird dieses unerträgliche Gefühl der Überforderung und Minderwertigkeit mittels Alkohol wieder loswerden wollen. Man braucht also, anders als bei der Raucherentwöhnung, nicht einfach nur so zu tun, als ob man trinkt, da Alkohol eine psychotrope Wirkung entfaltet, sondern man sollte tatsächlich eine psychologische Traumabewältigung durchführen, damit man sich freier und gelassener fühlt.

Praktische Übung Nr. 8: Ausschleichen ohne Zittern

Wenn Sie als echter, medizinisch diagnostizierter Alkoholiker gelten, also morgens ohne Schnaps das Zittern bekommen und sich davon befreien wollen, sollten Sie erst die Hintergründe des Alkoholmissbrauchs mit einem dafür ausgebildeten und erfahrenen tiefenpsychologischen Coach aufdecken. Damit können Sie Ihr Verhalten verändern und dann den Alkohol ausschleichend absetzen. *Ausschleichend* bedeutet, dass Sie über den Zeitraum von ein bis zwei Wochen täglich die getrunkene Menge um einen geringen Teil, etwa ein Zehntel, reduzieren. Parallel dazu sollten Sie sehr viel Flüssigkeit trinken, weil Ihre Nieren das Blutvolumen brauchen. Zudem sollten Sie mehrmals am Tag hochdosiert Traubenzucker essen, um Unterzuckerung zu vermeiden, denn ein Alkoholiker-Körper ist ein Kohlenhydrate-Verwertungs-Weltmeister. Und abschließend können Sie sich mit täglich 4 × 400 mg Baldrian einen beruhigenden Spiegel aufbauen (stimmen Sie das ggf. mit einem aufgeschlossenen Arzt oder Heilberufler ab). Diesen Geheimtipp habe ich einst von einem Alkoholiker-Selbsthilfegruppen-Mitglied bekommen. Damit sollte es gelingen, den Alkoholismus zitterfrei und ganz entspannt zu durchbrechen. Dies ist ungefährlich, und es kann jeder medizinische Laie, ohne Krämpfe zu riskieren, wenn er die notwendigen Erkenntnisse der Therapie verstanden und akzeptiert hat. Merkt ein Ex-Trinker, dass der Alkohol keine emotionale Macht mehr über ihn hat, unterscheidet er sich in seinem Empfinden und Verhalten nicht weiter von einem »gesunden Normaltrinker«.

Mehr Sex – mehr Jugend!

»Sex hält jung«, so lautet das Ergebnis verschiedenster Studien. Noch vor wenigen Jahrzehnten ging man davon aus, dass eine hohe Fortpflanzungsrate aufgrund des erhöhten Energieverbrauches eher die Lebenszeit verkürze, und machte damit Energieverbrauch für das Altern verantwortlich. Ein Extrembeispiel, mit dem diese Annahme gestützt wurde, ist die australische Beutelbreitfußmaus: Kein Männchen überlebt seine erste Fortpflanzungssaison.

Professor Dr. Hynek Burda, Leiter der Abteilung für Allgemeine Zoologie an der Universität Duisburg-Essen, und Doktorand Philip Dammann veröffentlichten im Herbst 2008 eine Studie, die belegt, dass sexuell aktive Tiere eine deutlich höhere Lebensspanne haben können als Sexmuffel. Die Forscher untersuchten hierfür Zuchtdaten des Ansells Graumulls, einer Nagetierart aus Sambia, aus einem Zeitraum von über 20 Jahren. Diese Mulls gehören neben Erdmännchen zu den wenigen Säugetierarten, die in großen Familiengruppen mit nur einem fortpflanzungswilligen Paar leben. Dagegen verbleiben die Nachkommen lange Zeit – oftmals ihr gesamtes Leben lang – als »Helfer« bei den Eltern. Gemeinsam gehen alle Koloniemitglieder auf Nahrungssuche, legen Vorratskammern an, erweitern, reparieren und verteidigen das unterirdische Gangsystem und kümmern sich um die Aufzucht weiterer Nachkommen. Doch während das Elternpaar das ganze Jahr über sexuell aktiv ist, bleiben die Helfer vollkommen abstinent.

Wie Burda und Dammann feststellten, hat diese Fortpflanzungskompetenzverteilung zur Folge, dass die reproduktiven Tiere beiderlei Geschlechts bis zu 20 Jahre alt werden können und damit im Schnitt ungefähr doppelt so lang leben wie ihre nicht-reproduktiven Geschlechtsgenossen. Dies ist weder auf unterschiedliche körperliche Fitness der Tiere noch auf ihren sozialen Rang oder ihre allgemeine Lebensweise und Arbeitsbelastung zurückzuführen.

Aber auch vom Menschen ist längst bekannt, dass ein lebendiges Sexualleben einen wahren Jungbrunnen darstellt. So belegten britische Forscher 2005, dass Ehepaare, die in höherem Alter dreimal in der Woche oder noch häufiger miteinander schliefen, durchschnittlich zehn Jahre jünger aussahen als Menschen mit wenig Sex. Geschlechtsverkehr aktiviere das Wachstumshormon Somatotropin, welches sich verjüngend auf das Bindegewebe auswirkt.

Ebenfalls im Jahr 2005 erkannten deutsche Forscher, dass Sex das sogenannte unspezifische Immunsystem aktiviert. Die Zahl der natürlichen Killerzellen, die Viren abtöten, stieg nach Sex auf das Doppelte. Leider waren ja zu Zeiten des Lockdowns viele Veranstaltungen verboten, bei denen sich die Gelegenheit zum Kennenlernen und Näherkommen geboten hätte.

Sex lässt länger leben. Doch wie kommt man eigentlich an Sex? Schließlich können Sie nicht einfach auf die Straße gehen und sagen: »Hallo, Sie da, hätten Sie nicht Lust auf etwas Beischlaf mit mir, um Ihr Leben zu verlängern?« Ihre Enkelkinder im Jahr 2033 fänden das vielleicht völlig in Ordnung, doch wir kämpfen heutzutage noch immer mit einer der gefährlichsten Geißeln der Menschheit: der Tabuisierung von Sexualität. Jeder will Sex, jeder liebt ihn, sogar als Säuglinge stimulieren wir bereits unsere erogenen Zonen – doch wehe, man erwischt uns dabei. Sex ist verboten. Weder die sexuelle Revolution in den späten 1960ern noch die übersexualisierte Werbung haben daran gerüttelt: Wir schämen uns für alles, was mit diesem Thema zu tun hat, und versuchen krampfhaft, so zu tun, als sei Sex etwas völlig Normales – und gerade daran lässt sich entlarven, dass auf Sex noch immer ein Bann liegt.

Haben Sie sich je gefragt, warum wir uns für Sex schämen? Warum lachen wir über frivole Witze, bewerben Autos mit langbeinigen, leicht bekleideten Frauen – und verachten Frauen, die nicht mehr oder nicht nur mit ihrem Ehegatten schlafen? Warum werden aus Eifersucht die übelsten Verbrechen begangen, obwohl es doch niemandem schadet, wenn der Partner sich durch irgendeine Freizeitbeschäftigung (und sei es eine Romanze) einen Endorphinstoß verschafft? Antwort: Damit wir mit Beginn der Geschlechtsreife nicht sofort Nachkommen zeugen. Schon 13- und 14-Jährige wären dann ja in der Mehrzahl Familiengründer, und wir könnten uns kulturell kaum weiterentwickeln, weil wir mit der Aufzucht von Kindern ständig überfordert wären. Daher greifen wir wiederum selbst zu einem Trick, um die Natur auszubremsen: Wir erklären den Kindern, Sex sei eine Sünde, ein Verbrechen, verboten und eklig. Den Mädchen sagen wir, sie sollten sich vor den bösen Männern schützen; Jungen kämen mindestens in die Hölle, wenn sie nur daran dächten, ihr eigenes Geschlechtsteil zu berühren, geschweige denn das eines anderen. Von einer indischen Soziologin habe ich erfahren, dass in den eher orthodoxeren Ländern Indiens über 90 Prozent aller sexuellen Erstkontakte eines Mannes gleichgeschlechtlich sind. Die gesellschaftliche Norm verbietet das Berühren der Frau vor der Ehe. In einigen extrem strengen Religionen darf man (Mann) zur Befriedigung der sexuellen Not noch auf Schaf oder Ziege ausweichen und sich zudem nur selbst befriedigen, wenn die geehelichte Frau krank ist. Diese Regelung halte ich für rückständig und menschenunwürdig, doch sie ist wahrscheinlich leider verbreiteter als vermutet. Die Tabuisierung unseres Intimbereiches geht so weit, dass trotz sexueller Aufklärung bis heute noch Toilettengewohnheiten weltweit und kulturübergreifend tabuisiert sind, wie der Dortmunder Psychologe Prof. Bernd Gasch in einer vergleichenden Studie zwischen Australien und Deutschland herausfand. Wir reden eher über unser Monatseinkommen, unsere kleinen Lügen und unsere Familiengeheimnisse als darüber, wie wir Intimpflege betreiben. Der eigene Genitalbereich ist tabuisierter als alles andere in unserer Lebenswelt.

Wozu das alles? Warum sanktionieren wir Kinder (und ganz unreflektiert somit alle anderen Menschen ebenso), wenn Sexualität außerhalb eines genau festgelegten Spielregelbereiches thematisiert wird? Meine Antwort: Das tun wir in der Hoffnung, unsere Kinder mögen erst dann bemerken, dass wir sie glatt belogen haben, wenn sie alt genug für eine Familie sind. Das ist alles.

Prüderie, also das Tabuisieren von Sex, war eine natürliche Verhütungsmethode, die Kinder, vor allem die Mädchen, davor schützen sollte, ihr Leben zu früh durch eine unreife Elternschaft zu belasten.

Fragen Sie Ihren Dorfpfarrer mal, wie er das sieht. Die Hoffnung, dass mit entsprechender Reife durch irgendeine Form eines Partnerschaftsrituals diese Angst nun aufgehoben würde (»Sie dürfen die Braut jetzt küssen«), hat zum Leidwesen der Kirche nie richtig funktioniert. In einigen wertkonservativen Kulturen gilt die Unberührtheit der Frau bis zur Ehe als so überaus wichtig, dass verletzte Jungfernhäutchen in aufwendigen Operationen wiederhergestellt werden, um so die Frau vor Verstoßung, gar Ermordung zu bewahren. Es ist sogar bei uns noch nicht so lange her, dass man heiraten »musste«, sobald ein Kind unterwegs war, dass man als unverheiratete Mutter lebenslange Schande und Ausgrenzung zu ertragen hatte und dass uneheliche Kinder von bestimmten Berufen ausgeschlossen waren. Dabei ist es doch geradezu kontraevolutionär, die Triebfeder der Biologie, die geschlechtliche Fortpflanzung, derart zu kasteien.

So berichtete das Wissenschaftsmagazin »New Scientist« im August 2008 von einer Studie mit Über-60-Jährigen in 140 Ländern, dass »polygame Verhältnisse« das Leben um bis zu zwölf Prozent verlängern können. Die finnischstämmige britische Forscherin Dr. Virpi Lummar führt dies auf den sogenannten »Großmutter-Effekt« zurück, infolgedessen die mögliche Erwartung von Enkelkindern die Menopause herauszögert und damit das Leben verlängert.

Doch bis wir das Konzept der Monogamie modifizieren, werden wohl noch einige Jahre vergehen. Bislang gilt: Allein der Gedanke an Sex ist ein »heißes Eisen«. Selbst in den sogenannten aufgeklärten Gesellschaften können wir feststellen, dass mit Sex hervorragend kommerzielle Produktwerbung betrieben werden kann. Das geht nur, weil wir uns noch nicht daran gewöhnt haben, dass Sex erlaubt ist. Verhütung kann man jeder Zehnjährigen erklären – diese ist auch nicht komplizierter als das Halten eines Haustieres. Bedenkt man, dass sich der Beginn der Menstruation in den letzten 150 Jahren um sechs Jahre vorverlegt hat, heutzutage bereits zehnjährige Mädchen voll zeugungsfähig sind, wird es wirklich Zeit, unsere Moral der biologischen Wahrheit anzupassen. Nun geht es mir nicht darum, dass Sie losgehen und kleine Kinder aufklären, sondern dass Sie *sich selbst* erst einmal aufklären. Denn wenn Sex einen Anti-Aging-Effekt hat, Sie sich aber für Sex schämen, verspielen Sie einen großen Joker für die Lebensqualität!

Sicherlich ist zu viel des Guten auch verkehrt. Mit dem mediengesteuerten Überbetonen von Sexualität schafft man keine Befreiung, sondern schwenkt schlicht ins andere Extrem – was im konservativen Lager den Status quo noch verstärkt. Somit braucht sich niemand darüber zu wundern, dass Verheiratete selbst im hohen Alter noch »verklemmt« sind.

Ein Erwachsener, der Sex noch für unanständig hält und sich aufgrund dessen seine Erfüllung versagt, braucht zur Befreiung lediglich zu reflektieren, dass Sex weder Gewalt noch Schmutz noch Abwertung der Frau bedeutet, sondern »gottgewollt«, biologisch und psychologisch sinnvoll und durch Schutz und Verhütung sowie Abstimmung mit dem Partner »unschädlich« ist.

Der deutsche Regisseur Andreas Dresens zeigt in seinem Film »Wolke 9« eine Liebesgeschichte unter Senioren – mit offensiven Sex-Szenen. In einem Interview mit n-tv wurde er darauf hingewiesen, dass manche Zuschauer die gezeigten Sexszenen voyeuristisch finden könnten. Dresens: »Ihr werdet auch mal alt, würde ich denen sagen, und seid froh, wenn ihr dann noch Sex habt. Warum traut man den eigenen Eltern eigentlich keinen Sex zu? Wenn man sich ein bisschen informiert, erfährt man, dass es die Alten noch munter treiben. Natürlich nicht alle, aber vielleicht doch mehr, als man gemeinhin denkt. Wenn man dann noch liest, dass der Sex im Alter bei manchen noch schöner wird, ist das umso verblüffender.«[22]

Na bitte, weg mit dem obsoleten Sex-Bann, denn: Studien zeigen, dass Kopfschmerzen verschwinden, wenn der Körper beim Liebesakt Endorphin produziert. Das Hormon wirkt schmerzstillend und beruhigend – ähnlich wie Morphium. Auch Depressionen werden durch Ausschüttung von Dopamin abgeschwächt. Sex stimuliert den Kreislauf: Der Pulsschlag steigt auf rund 140, während 30 Minuten Sex verbrennt man rund 200 Kalorien. Zudem beansprucht ein intensives Liebesspiel zahlreiche Muskeln – vor allem Bauch, Po und Hüfte profitieren von den Bewegungen beim Sex. Die psychische Bejahung beim Sex wirkt kardioprotektiv. Das Herz profitiert vom kurzfristigen Blutdruckanstieg. Außerdem senkt die Hormonproduktion das Risiko für Herzinfarkte bei Männern.

Intensive Küsse gelten als gut für die Zähne, weil beim Küssen vermehrt Speichel produziert wird. Ebenso profitiert durch den kontrollierten Austausch von Keimen die Immunabwehr. Wissenschaftler fanden heraus, dass Geschlechtsverkehr generell das Immunsystem stärkt. Regelmäßiger Sex soll Frauen zu geregelteren Menstruationszyklen verhelfen, und Männer, die mehr als fünfmal wöchentlich ejakulieren, senken das Risiko für Prostatakrebs.

Dr. David Weeks – medizinischer Psychologe an der Universität in Edinburgh vom Royal Edinburgh Hospital – fand heraus, dass Sex das Altern verlangsamt. Er untersuchte 3.500 Personen. Seine Schlussfolgerung: Wer sich regelmäßig der Lust hingibt, sieht durchschnittlich zehn Jahre jünger aus.

Dass Monogamie für viele Paare, die zu unreif geheiratet haben, durchaus ein Vergreisungsfaktor sein kann, ist wohl für niemanden mehr ein Geheimnis. Doch auch hier zeigt sich die Systemträgheit wie ein Hochseetanker mit nahezu ewigem Bremsweg. In Amerika scheint sich langsam eine für uns hierzulande sicherlich noch indiskutable Abkehr von dieser Ideologie abzuzeichnen: Die amerikanische Sexualtherapeutin Dossie Easton hat offenbar erkannt, dass eine über

50-prozentige Scheidungsrate sowie monogamie-bedingte Konflikte und Verbrechen nach einem Ausweg rufen. Sie verfasste das Buch »The Ethical Slut« (zu Deutsch »Die Schlampe mit Gewissen«), das Anleitung zum moralisch vertretbaren Seitensprung gibt. Die Autorin schlägt Paaren vor, über die Erlaubnis zu einer »harmlosen« Fremdknutscherei zu verhandeln oder sich gegenseitig den Vollkontakt zum anderen Geschlecht zu erlauben. Das Ziel ist dabei die Erhaltung der Ehe mit allem Respekt für die Gefühle des Partners. Durch diese besondere Freiheit, aber auch die prickelnde Unsicherheit, ob der oder die Geliebte wirklich nach Hause kommt, würde immer wieder neues Begehren ausgelöst.

Credo dieses neuen Ehekonzepts, das sich in Amerika »New Monogamy« nennt, ist: »Das Herz bleibt zu Hause, der Körper geht fremd.« Durch die Ehrlichkeit, mit der die Paare die Spielregeln aushandeln, blieben böses Blut, Eifersucht und sexuelle Frustration in der Beziehung aus.

Übrigens glaube ich fest daran, dass dem scheinbar veralteten Konzept der Monogamie eine große Renaissance bevorsteht. Ich halte die alarmierenden Scheidungsraten für einen Ausdruck davon, dass unerfahrene Paare mit der Ehe völlig überfordert sind. Ehe ist erlernbar, so glaube ich. Allerdings müssen wir uns von der traditionellen Moralvorstellung verabschieden, dass man ein Leben lang mit einem Partner auf Gedeih und Verderb zusammenbleiben muss.

Überdies sollte ein Mensch über ein hohes Maß an Selbstliebe und Respekt seinen Mitmenschen gegenüber verfügen, bevor er leichtfertig sein verbindliches »Ja, ich will, bis dass der Tod uns scheidet« herausposaunt. Wer charakterlich zu instabil ist, seine Versprechen zuverlässig zu halten, sollte auch keine Eheversprechen geben, nur weil das gesellschaftlich »in« ist. Wenn wir uns allen selbst moralisch erlauben, zunächst mit reichhaltigen Erfahrungen beziehungsfähig zu werden, haben wir eine gute Chance auf gemeinsame tolerante Entwicklung, in der sich die Partner gegenseitig ergänzen und stärken – und nicht frustrieren und ausnutzen.

»Die erste Ehe ist zum Üben da«, habe ich einmal lakonisch formuliert, und dabei bleibe ich derzeit noch. Vielleicht bauen spätere Generationen ja eines Tages eine standesamtliche »Vertragsklausel« ein, nach der eine Ehe erst ab dem 35. Lebensjahr geschlossen werden darf und nach fünf Jahren automatisch »ausläuft«, wenn sie nicht ausdrücklich »verlängert« wird. Besser als Scheidungskrieg, chronische Krankheiten oder Depression ist das allemal. Nur damit Sie mich richtig verstehen: Ich glaube, dass eine Ehe eine enorme Bereicherung für das Zusammenleben von Menschen sein kann – wenn die Partner für diese Ehe auch geeignet sind. Doch die derzeitige gesellschaftliche Entwicklung – weg von der Stabilität, hin zur Entwicklungsgesellschaft – verlangt nach Anpassung traditioneller Konzepte des Zusammenlebens. Die Scheidungsraten sprechen jedenfalls eine traurige, aber deutliche Sprache.

Schlafen Sie sich jung

Über Schlaf haben wir ja oben schon gesprochen. Wenn Sie zu müde sind, um mit Ihrem Partner zu schlafen, dann sollten Sie zumindest alleine schlafen, denn schlafen ist nicht ganz unwichtig für einen gesunden Körper und ein langes Leben. Allerdings unterliegt das Schlafbedürfnis des Menschen enormen Schwankungen. Anders als bei Tieren ist noch nicht bekannt, wie lange ein Mensch eigentlich schlafen muss. Ein Elefant etwa braucht knapp über fünf Stunden Schlaf, eine Kuh hingegen nur vier. Ein Delfin schläft etwa zwanzig Minuten täglich, und von Thunfischen heißt es, sie würden niemals schlafen. Pottwale sind nach rund acht Minuten Schlaf wieder fit für den Tag.

Bei Menschen ist das völlig unterschiedlich. So gibt es die sogenannten Lang-Schläfer und dementsprechend auch die Kurz-Schläfer. Erfahrungen von Menschen zufolge, die ohne die Möglichkeit der Tageszeit- oder Sonnenstandskontrolle auskommen mussten (etwa einige Polarforscher, Astronauten oder auch unter Tage Verschüttete), zeigt sich ein interessanter Schlaf-Wach-Rhythmus: Auf fünfundzwanzig Stunden kommen etwa fünf Stunden in Sequenzen verteilter Schlaf. Das heißt noch immer nicht, dass dies der natürliche Rhythmus des Menschen ist. Ich habe Menschen kennengelernt, die monatelang aufgrund besonderer Lebensumstände nur jeweils ein bis vier Stunden am Tag schliefen, ohne nennenswerte Verhaltensauffälligkeiten zu zeigen.

Wahrscheinlich müssen wir hinsichtlich des Schlafes zwischen körperlicher *Ruhe* und seelischer *Erholung* unterscheiden, um das Phänomen etwas besser zu fassen. Schlaf ist noch lange nicht gleichbedeutend mit Erholung, wie sich etwa am Beispiel des Winterschlafs bei Tieren zeigt. Interessanterweise schlafen Tiere, die einen Winterschlaf halten, nach dem Aufwachen erneut ein. Offenbar benötigen sie noch zusätzlich einen Erholungsschlaf. An mangelnder Bewegungsruhe kann die Müdigkeit nicht liegen, wohl aber an mangelnder Erholung.

Es scheint ohnehin alles darauf hinzudeuten, dass in den Tiefschlafphasen eher die körperliche Regeneration wie Zellreparatur und Produktion von Abwehrstoffen stattfindet und in den Leichtschlafphasen, auch Traumphasen oder REM-Phasen genannt, emotionale Eindrücke verarbeitet werden und somit vorwiegend die geistig-seelische Erholung stattfindet. Das klingt eigentlich auch logisch, zumal wir ja zum Ende des Nachtschlafes hin nur noch kurze Tiefschlafphasen, aber längere Traumphasen haben, das Gehirn also durchaus auf Hochtouren arbeitet und wir uns aber dennoch am Schluss erholt fühlen. Man könnte diesen Zusammenhang aufgrund der Winterschlaf-Beobachtung nun sogar als Beleg dafür werten, dass Tiere offenbar ebenfalls träumen (kaum ein Haustierbesitzer wird das abstreiten).

Wie wenig körperliche Ruhe Sie tatsächlich brauchen, sehen Sie zum einen daran, dass Ihr Herz, so wie die meisten anderen Ihrer Organe auch, kein Nickerchen macht. Dieser Muskel arbeitet 24 Stunden am Tag – kein Problem. Zum anderen werden Sie, wenn Sie viel Sport getrieben oder Ihren Garten umgegraben haben, vielleicht im Anschluss auf dem Sofa für eine halbe Stunde einschlafen. Diese Zeitspanne reicht aus, um Ihre Zellen wieder mit ATP (Adenosintriphosphat), das ist der chemische Brennstoff Ihrer Zellbatterien, zu versorgen.

Friedlich sterben

Doch was ist, wenn Sie nicht nur ausgebrannt müde, sondern des Lebens müde sind? Müssen Sie nun auf Teufel komm raus Sex haben, Fremdsprachen lernen, den Jakobsweg rauf- und runterjoggen oder dürfen Sie einfach sterben? Sie dürfen! Und es ist ganz einfach. Sie müssen nicht mit Gewalt krank werden, um zu sterben, so wie ich es öfters bei Menschen erlebt habe. Sie müssen sich auch nicht bei Ihren Angehörigen entschuldigen oder rechtfertigen, wenn Sie gehen wollen. Niemand hat das Recht, Sie zum Leben zu zwingen, wenn Sie nichts Schönes oder Interessantes mehr erwartet. Ich habe in Dutzenden von Fällen erlebt, dass Menschen, die am Lebensende angekommen waren und sich noch wochenlang herumquälten, einfach sanft und mit einem entspannten Gesichtsausdruck einschliefen, wenn man ihnen glaubhaft versicherte, dass es erlaubt ist zu gehen. Man muss nicht aus Höflichkeit oder wegen eines Schuldgefühls seinen Körper zum Leben zwingen.

Vielleicht geht es in Kliniken und Altenheimen um die möglichst lange Dauer des Lebens, weil man damit Krankenkassen und Angehörigen den letzten Cent abknöpfen kann. Wie Hunde bei Vollmond jaulen Mediziner und Politiker, dass es unethisch wäre, Menschen »aufzugeben«, sodass auch bei Patienten, die längst innerlich abgeschlossen haben, noch qualvolle Maximaltherapie mit Dialyse, Herz-Lungen-Maschine und Reanimation angeordnet wird. Unethisch ist es, meiner Ansicht nach, einem Menschen einen würdigen Tod zum Abschluss seines Lebens zu verweigern. Unethisch und grauenvoll ist es zudem, einem lauwarmen Hirntoten die Organe zu entnehmen, um sie meistbietend an die Organbanken zu verscherbeln. Der Körper ist noch längst nicht unbeseelt, nur weil er hirntot ist. Herz, Rückenmark, Darm und viele Milliarden Nervenzellen sind noch lange aktiv und registrieren die äußere Welt. Das ist ja der Grund, warum ein hirntoter Körper monatelang nicht dem Verwesungsprozess unterliegt.

Als meine Mutter im April 2017 an den Folgen einer Operation verstarb, lag sie noch eine Nacht lang hirntot an einer Herz-Lungen-Maschine angeschlossen im Krankenzimmer. Der EEG-Monitor zeigte eine konstante Nulllinie. Ihr Körper reagierte nicht auf die üblichen (für Lebendige extrem schmerzhaften) Tests. Doch immer dann, wenn mein Vater ihre Hand nahm und liebevoll zu ihr sprach, zeigte der Monitor eine Aktivität. »Messartefakte« nannte das der zufällig anwesende Arzt, als mein Vater ihn darauf ansprach, fehlerhafte Ausschläge im EEG. Doch nachdem der Mediziner den Raum verlassen hatte, sagte die Krankenschwester: »Sie wissen genau, was das ist, Herr Winter. Ihre Frau weiß, dass Sie da sind.« So konnte er sich noch in Ruhe und liebevoll von seiner großen Liebe verabschieden, und kurz darauf wurden die Maschinen abgestellt.

Wenn die Zeit gekommen ist, in der man neugierig auf »das Danach« ist, wenn man abgeschlossen hat mit dem Leben, wenn man spürt, dass man das Recht hat zu gehen, dann kann man gewiss sein, es ist in Ordnung. Irgendwer steht bereits drüben und holt einen liebevoll schauend ab.

Wenn Sie Fragen zum sanften Hinübergehen haben, so finden Sie dazu Informationen auf der Seite www.friedlichsterben.de.

Doch bis dahin lassen Sie es noch mal richtig krachen! Das Leben ist zum Leben da, und Sie sind eine Bereicherung für jeden, der Ihr tiefstes Inneres kennt!

Zuletzt möchte ich den oben erwähnten Kurt Peipe noch einmal zu Wort kommen lassen. In seinem Buch »Dem Leben auf den Fersen«[17] findet sich ein Sinnspruch von ihm selbst, der später in seiner eigenen Todesanzeige erschien. Dieses Zitat fasst eigentlich mein ganzes Buch über die Psychologie des Jungbleibens in zwei Sätzen zusammen. Es lautet: »Ich weiß, dass mein Leben nicht mehr lange dauert. Und ich kann jedem in dieser Situation nur raten: Mache, was dir Erfüllung bringt, selbst wenn es noch so verrückt ist.«

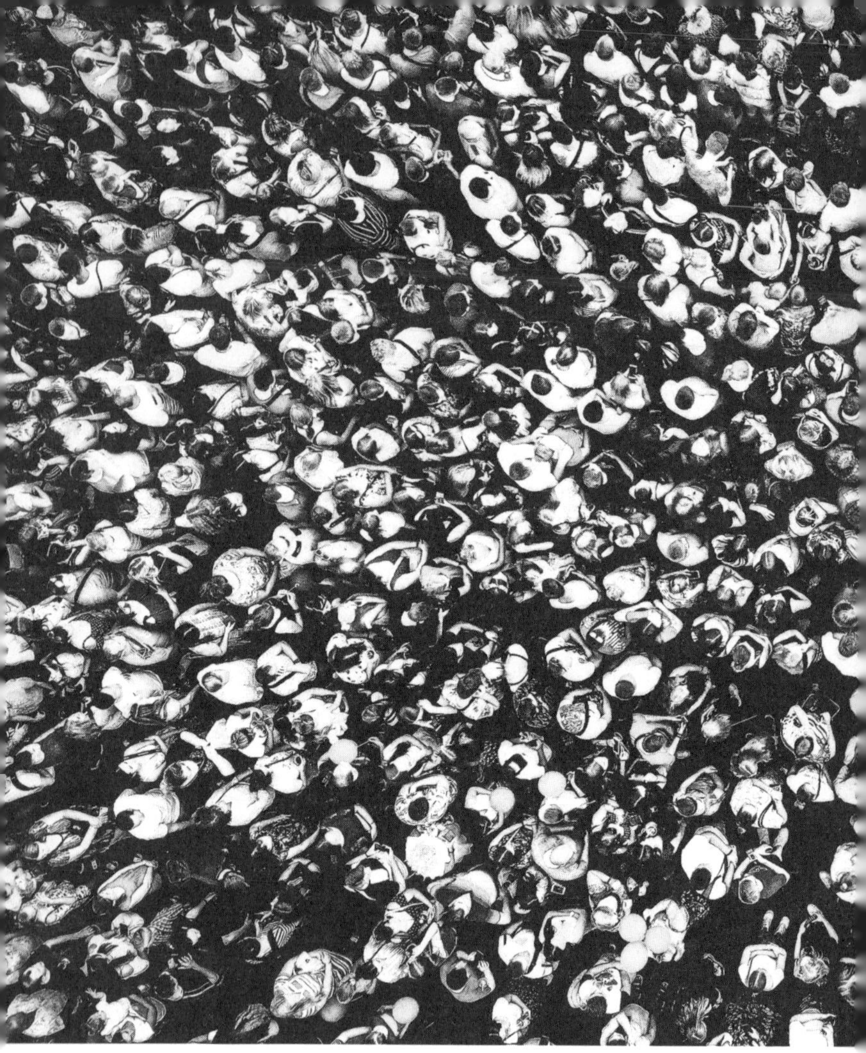

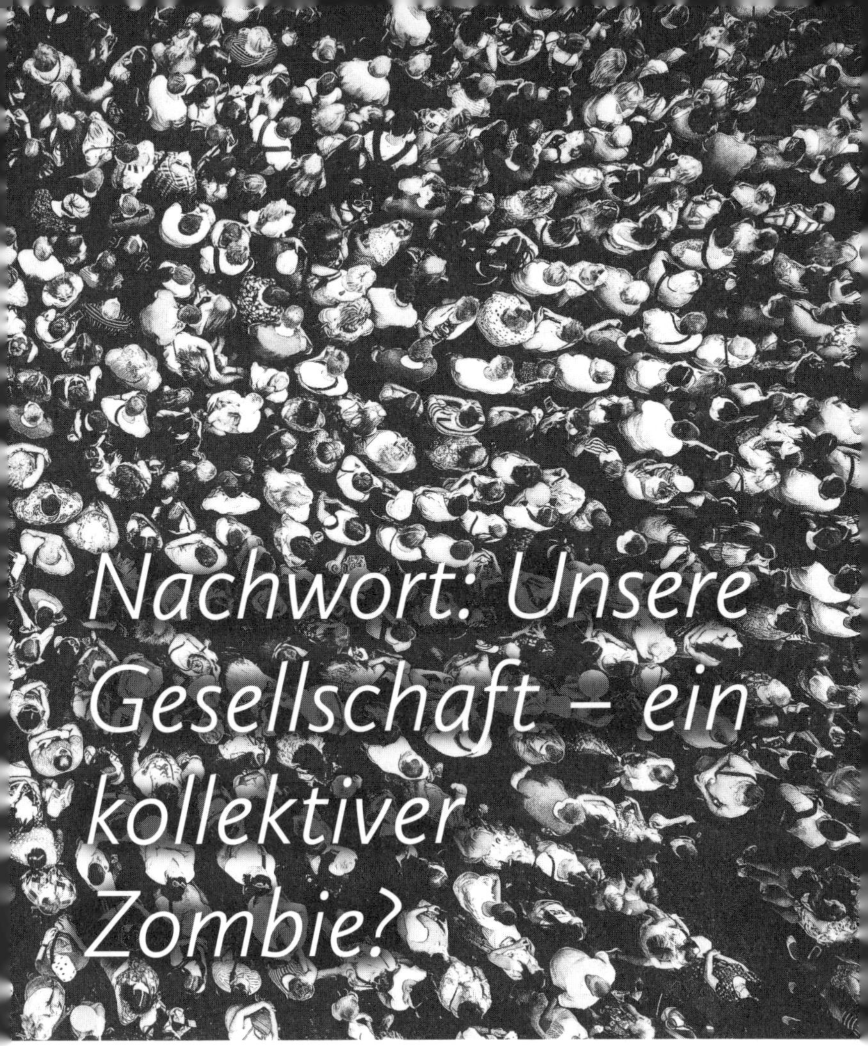

Nachwort: Unsere Gesellschaft – ein kollektiver Zombie?

Nun haben Sie dieses Buch gelesen und können entscheiden, ob die etablierte Wissenschaft für Sie der geeignete Ratgeber ist, um 100 Jahre alt zu werden, oder ob Sie sich nicht doch lieber ein eigenes Bild davon machen, wie Sie mit einem glücklichen Leben ein hohes Alter erreichen können. Denn folgen Sie einer anderen Denkweise als der bekannten, bekommen Sie auch ein anderes Ergebnis. Sie wissen nun, dass Sie als Mensch nicht einfach nur Klumpen aus Fleisch, Blut und Knochen sind, sondern ein von Ihrem Selbst belebtes Wunderwerk. Sie sind weder ein Ersatzteillager, noch ist irgendetwas an Ihnen ersetzbar. Doch betrachten wir unsere Lebensweise einmal kritisch, stellen wir mit Erschrecken fest: Noch immer sind wir uns unserer eigenen Verantwortung für unser Leben nicht bewusst. Wir rauchen, trinken und essen zu viel, schlafen zu schlecht und ärgern uns über uns selbst. Wir arbeiten zu hart, fühlen uns fehlerhaft und schuldig und glauben, wir dürften weder weinen noch kichern. Wir vergiften unser Wasser, unsere Luft und unsere zwischenmenschlichen Beziehungen und laufen dann, wenn wir nach all den Belastungen schlussendlich krank geworden sind, zum Arzt und betteln um eine Spenderleber, eine künstliche Herzklappe und eine neue Niere. Wir stehen da wie heulende Kinder, die sich ihr eigenes Spielzeug kaputt gemacht haben und nun hoffen, ein neues zu bekommen.

Liebe Leser, auch ich nehme mich nicht davon aus, einen Großteil meines Lebens im Geiste dieser Verantwortungslosigkeit einer Wegwerfgesellschaft verbracht zu haben. Zu viel übersäuerte Nahrung bescherten mir Haarausfall und Zahnersatz. Ein tief sitzendes ungelöstes emotionales Problem hätte mich vor wenigen Monaten fast getötet. Doch irgendwann stehen wir alle vor der Entscheidung »jammern oder leben«. Denn was passiert, wenn ich keine »Ersatzteile« bekommen kann? Sei es, dass mein Körper sie abstößt, oder sei es, dass es keinen Spender gibt oder eine Operation einfach unbezahlbar geworden ist. Was dann?

Es gibt uns Menschen seit etwa fünf Millionen Jahren, in der heutigen Form des Homo sapiens sapiens seit 120.000

Jahren und unverändert seit mindestens 35.000 Jahren. Wir leben – acht Milliarden an der Zahl – verteilt auf der ganzen Erde, sogar in den Sandwüsten und im ewigen Eis. Wir gehören zu den anpassungsfähigsten, handlungsfähigsten Wesen auf diesem Globus, und wir sind neben einigen Groß- und Meeressäugern die Einzigen, die eine reale Fähigkeit zum Verzeihen und damit zum Frieden haben.

Wir sind eine so faszinierende Spezies, doch seit einigen wenigen Jahrhunderten unterliegen wir fast alle dem Irrglauben, ohne fremde Hilfe praktisch überlebensunfähig zu sein. Wir glauben, ohne Hebamme, ohne Arzt, ohne Psychologen, ohne Lehrer, ohne Erzieher, ohne Pastor wären wir verloren. Ich möchte Sie bitten: Befreien Sie sich von diesem Geist. Sie haben alles an Bord, was Sie brauchen, um kerngesund sehr lange zu leben – Sie müssen es nur erkennen. Allein mit Ihrem Selbstbewusstsein, welches Sie entfalten können, und Ihrem Selbstvertrauen, das Sie bei der Geburt einmal hatten, können Sie mit Interesse und Zuversicht alles erreichen, was Ihnen wichtig ist.

Lassen Sie uns nicht alle wie ein kollektiver Zombie herumlaufen, äußerlich intakt, aber innerlich längst tot. Zeigen Sie den nachfolgenden Generationen, wie man unabhängig, verantwortungsvoll und zufrieden lebt. Zeigen Sie, dass Sie auf sich selbst aufzupassen bereit sind, und lassen Sie Nachhaltigkeit und Werterhalt wieder zu Tugenden in unserer verkünstlichten und denaturierten Gesellschaft werden. Verstehen Sie mich richtig: Ich will nicht zurück in die Steinzeit oder in einer Waldhöhle hausen. Ich bewundere unsere Technik, unsere Philosophie und die Möglichkeiten durch unseren intellektuellen Fortschritt. Ich danke jedem plastischen Chirurgen, der ein durch Unfall entstelltes Gesicht wieder in Form bringt, und jedem Arzt, der sich zum

Ziel gemacht hat, den Menschen wirklich zu helfen und die Lebensqualität zu erhöhen. Ich bin froh über jeden, der uns in einer gesundheitlichen, seelischen oder sozialen Notlage zur Seite steht, und erst recht über jeden, der uns bei einem Fehler eine zweite Chance gibt. Wir alle haben diese zweite Chance sicherlich verdient. Doch ich blicke voller Skepsis auf diejenigen, die uns mit Angstmacherei und käuflicher Beschwichtigung zu Marionetten der Marktwirtschaft degradieren. Wer Menschen das Gefühl gibt, mit Medizin sei alles zu retten, der kombiniert Wegwerf-Mentalität mit Ablasshandel. Ein solcher Mensch macht wider besseres Wissen eine ganze Gesellschaft abhängigkeitsgläubig, handelt unmoralisch, und sein Tun ist durch nichts zu rechtfertigen.

Deepak Chopra schrieb einmal: »Selbst wenn sich nur einer von zehn Millionen Menschen selbst von Krebs oder Aids heilt, müssen wir uns damit befassen. ... Auch wenn es nur ein einziges Mal passiert, muss es einen bestimmten Mechanismus dafür geben. Und wenn ein Mechanismus existiert, wollen wir als Wissenschaftler wissen, wie er funktioniert, denn sobald wir ihn verstanden haben, können wir das Phänomen vielleicht reproduzieren.«[23]

Seien Sie glücklich, leben Sie gerne und lange. Lösen Sie stets und gründlich Ihre Probleme. Folgen Sie Ihren Visionen und zeigen Sie damit jedem, wie so etwas geht! Seien Sie für Ihre Mitmenschen eine Fackel, entflammt vom Feuer der Begeisterung!

Ihr

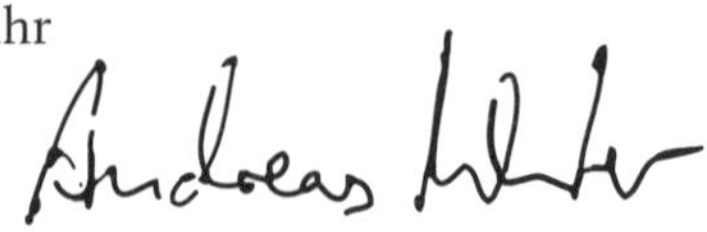

Masterclass zum tiefenpsychologischen Coach

Wenn Sie nach der Lektüre dieses Buches davon überzeugt sind, wie leicht es ist, seine Glaubenssätze zu verändern, wäre es vielleicht interessant für Sie, mit Ihrem Wissen anderen Menschen zu helfen. Ich zeige Ihnen, wie Sie mit meinem tiefenpsychologischen Ansatz frühkindliche Traumen aufspüren, diese reflektieren und dadurch unschädlich machen können. Entdecken Sie die Techniken, die einem Menschen in Rekordzeit dazu verhelfen können, symptomfrei zu werden. Erlernen Sie etwas, worauf sowohl die Medizin als auch die klassische Psychologie bislang kaum ausgerichtet ist. Arbeiten Sie neben- oder hauptberuflich als Coach mit dem Verfahren der tiefenpsychologischen Analyse. Die Masterclass findet im exklusiven Rahmen von sechs bis acht Teilnehmern in einem einzigen, sehr intensiven Block von sechs Tagen mit mir persönlich und meinem Team statt.

Den Fahrplan zur Ausbildung als tiefenpsychologischer Coach finden Sie unter www.andreaswinter.de.

Zum Autor

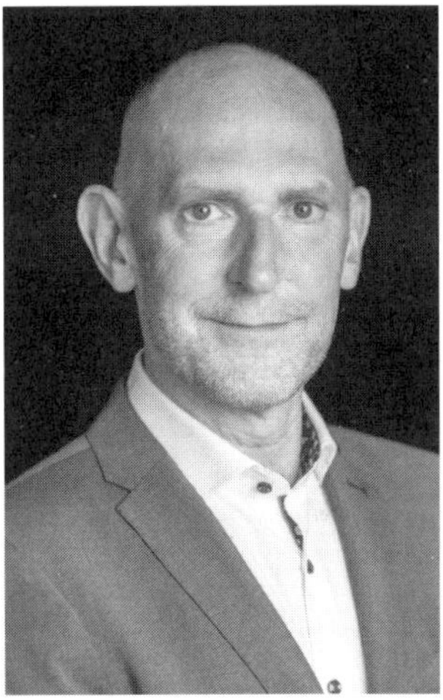

Der Diplom-Pädagoge Andreas Winter (geb. 1966) ist Gründer und Leiter des Institutes Andreas Winter Coaching in Iserlohn. Seit 1987 arbeitet er mit Tiefenpsychologie sowie mit therapeutischer Hypnose, seit 2004 bildet er Hypnosecoaches aus; seine Klienten kommen aus ganz Europa. Andreas Winter ist Mitglied der Gesellschaft Deutscher Naturforscher und Ärzte.

Mit seinen Büchern will Andreas Winter die breite Öffentlichkeit von seinen wissenschaftlichen Erkenntnissen profitieren lassen. Seine Ratgeber behandeln Gesundheitsthemen aus tiefenpsychologischer Sicht und zeigen dem Leser neue, bislang oft übersehene Aspekte: Welchen Einfluss hat die Psyche wirklich auf Ihren Körper? Welche Macht hat Ihr Unterbewusstsein über Ihr Leben? Winters Psychocoach-Ansatz umfasst die Techniken der tiefenpsychologischen Analyse, Elemente der Neurolinguistischen Programmierung (NLP) und das Arbeiten mit Bewusstmachungsprozessen und bildhaften Vorstellungen.

Internetseite des Institutes Andreas Winter Coaching:
www.andreaswinter.de

Youtube-Kanal von Andreas Winter:
www.youtube.com/Powerscout1

Weitere Bücher von Andreas Winter

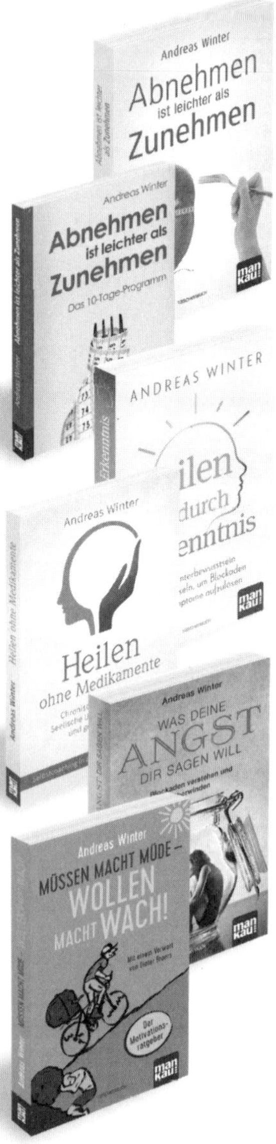

Abnehmen ist leichter als Zunehmen
ISBN 978-3-86374-370-3

Abnehmen ist leichter als Zunehmen
Das 10-Tage-Programm
Kompakt-Ratgeber
ISBN 978-3-86374-126-6

Heilen durch Erkenntnis
Das Unterbewusstsein entschlüsseln, um Blockaden und Symptome aufzulösen
ISBN 978-3-86374-605-6

Heilen ohne Medikamente
Chronische Krankheiten: Seelische Ursachen aufdecken und gesund werden. Selbstcoaching in zehn Schritten
ISBN 978-3-86374-190-7

Was deine Angst dir sagen will
Blockaden verstehen und überwinden. Mit Extra-Tipps gegen Panikattacken
ISBN 978-3-86374-323-9

Müssen macht müde – Wollen macht wach!
Der Motivationsratgeber
ISBN 978-3-86374-442-7

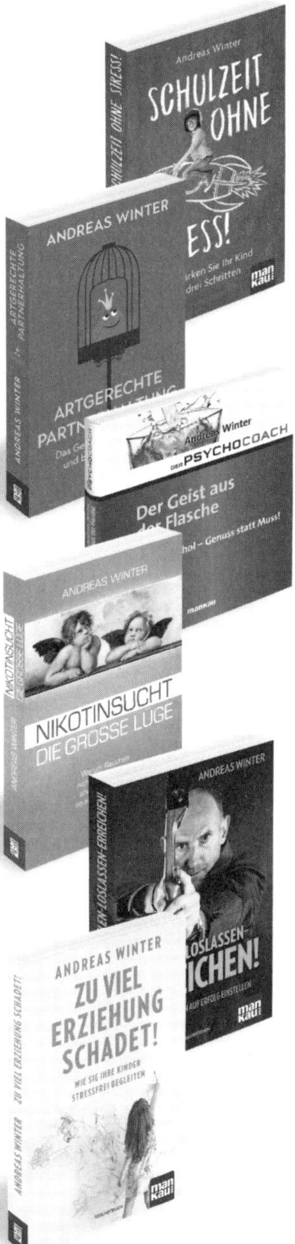

Schulzeit ohne Stress!
So stärken Sie Ihr Kind
in drei Schritten
ISBN 978-3-86374-580-6

Artgerechte Partnerhaltung
Das Geheimnis glücklicher
und beständiger Liebe
ISBN 978-3-86374-508-0

Der Geist aus der Flasche
Alkohol – Genuss statt Muss!
Mit Starthilfe-CD!
ISBN 978-3-938396-17-9

Nikotinsucht – die große Lüge
Warum Rauchen nicht süchtig macht
und Nichtrauchen so einfach sein
kann!
ISBN 978-3-86374-080-1

Zielen – loslassen – erreichen!
Wie Sie Ihr Gehirn auf Erfolg
einstellen
ISBN 978-3-86374-518-9

Zu viel Erziehung schadet!
Wie Sie Ihre Kinder stressfrei
begleiten
ISBN 978-3-86374-489-2

Alle Hörbücher sind auch als Download erhältlich!

Audio-CDs und DVDs von Andreas Winter

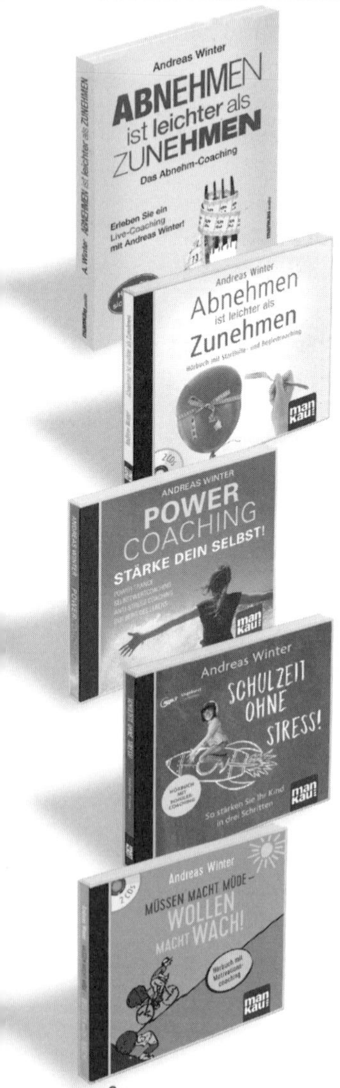

Abnehmen ist leichter als Zunehmen.
Das Abnehm-Coaching
Hören Sie sich schlank!
2 Audio-CDs, Laufzeit ca. 113 Min.
ISBN 978-3-938396-75-9

Abnehmen ist leichter als Zunehmen.
Das Hörbuch
Mit Starthilfe- und Begleitcoaching
2 Audio-CDs, Laufzeit ca. 133 Min.
ISBN 978-3-86374-373-4

PowerCoaching. Stärke dein Selbst!
Power-Trance I Selbstwertcoaching
Der Berg des Lebens
Anti-Stress-Coaching
1 MP3-CD, Laufzeit ca. 220 Min.
ISBN 978-3-86374-593-6

Schulzeit ohne Stress!
So stärken Sie Ihr Kind in drei Schritten. Hörbuch mit Schülercoaching
1 MP3-CD, Laufzeit ca. 332 Min.
ISBN 978-3-86374-579-0

Müssen macht müde –
Wollen macht wach!
Hörbuch mit Motivationscoaching
2 Audio-CDs, Laufzeit ca. 150 Min.
ISBN 978-3-86374-445-8

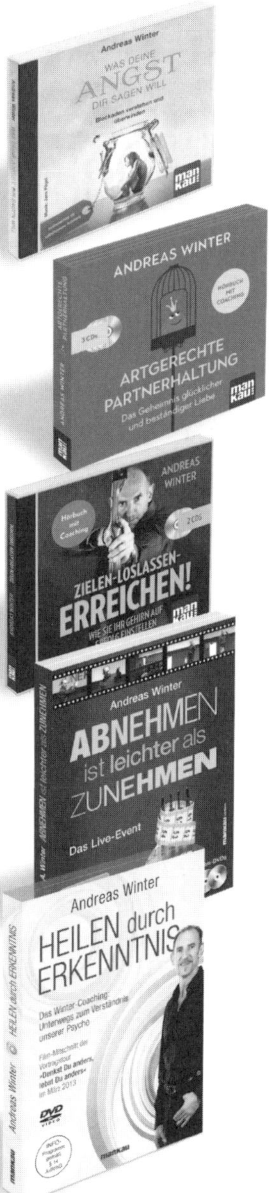

Was deine Angst dir sagen will
Blockaden verstehen und überwinden. Audiocoaching mit Selbsthypnose-Anleitung
1 Audio-CD, Laufzeit ca. 70 Min.
ISBN 978-3-86374-332-1

Artgerechte Partnerhaltung
Das Geheimnis glücklicher und beständiger Liebe. Hörbuch mit Coaching
3 Audio-CDs, Laufzeit ca. 231 Min.
ISBN 978-3-86374-511-0

Zielen – loslassen – erreichen!
Wie Sie Ihr Gehirn auf Erfolg einstellen. Hörbuch mit Coaching
2 Audio-CDs, Laufzeit ca. 153 Min.
ISBN 978-3-86374-521-9

Abnehmen ist leichter als Zunehmen (2 DVDs)
Das Live-Event
2 Film-DVDs, Laufzeit ca. 209 Min.
ISBN 978-3-86374-067-2

Heilen durch Erkenntnis (DVD)
Das Winter-Coaching: Unterwegs zum Verständnis unserer Psyche
1 Film-DVD, Laufzeit ca. 107 Min.
ISBN 978-3-86374-116-7

Anmerkungen

1) Der Begriff Tiefenpsychologie fasst alle psychologischen und psychotherapeutischen Ansätze zusammen, die den unbewussten seelischen Vorgängen einen hohen Stellenwert für die Erklärung menschlichen Verhaltens und Erlebens beimessen. Die zentrale Vorstellung der Tiefenpsychologie ist, dass »unter der Oberfläche« des Bewusstseins in den Tiefenschichten der Psyche weitere, unbewusste Prozesse ablaufen, die das bewusste Seelenleben stark beeinflussen. Siehe auch https://de.wikipedia.org/wiki/Tiefenpsychologie

2) Die durchschnittliche Lebenserwartung in Deutschland belief sich 2020 für Männer auf 78,9 und für Frauen auf 83,6 Jahre. Vgl. https://de.statista.com/statistik/daten/studie/273406/umfrage/entwicklung-der-lebenserwartung-bei-geburt--in-deutschland-nach-geschlecht/

3) Chopra, Deepak, Simon, David: Der Jugendfaktor. Das Zehn-Stufen-Programm gegen das Altern, Lübbe-Verlag, München 2002

4) Hoffman, Joseph: Life and Death of Cells, Dolphin Books, New York 1957

5) Watson, Lyall: Die Grenzbereiche des Lebens, S. Fischer Verlag, Frankfurt 1978

6) Neumayer, Petra und Stark, Roswitha: Medizin zum Aufmalen, Mankau Verlag, Murnau, 2. Aufl. 2019

7) https://www.abendblatt.de/nachrichten/article208151197/Geboren-am-31-Dezember-1870.html (17.08.2021)

8) https://www.spektrum.de/news/menschliche-minileber-funktioniert-in-ratten/1740830 (06.06.2020)

9) Campobasso, Andreas: !Stop – Die Umkehrung des Alterungsprozesses, Books on Demand, Norderstedt 2006

10) Eine Studie an 122.415 Frauen in London ergab, dass Frauen mit afrikanischem oder asiatischem Hintergrund eine durchschnittliche Schwangerschaftsdauer von 273 Tagen hatten, was eine

Woche kürzer ist als bei weißen Frauen. Vgl. https://academic.oup.com/ije/article/33/1/107/668109

11) https://www.mystica.tv/andreas-winter-wie-ich-den-krebs-ueberlebte/

12) Dossey, Larry: Die Medizin von Raum und Zeit – ein Gesundheitsmodell, Sphinx Verlag, Basel 1984

13) Ornish, Dean, Die revolutionäre Therapie: Heilen mit Liebe: Krankheiten ohne Medikamente überwinden, Goldmann, München 2001

14) https://www.zeit.de/wissen/gesundheit/2019-09/gregory-fahy-verjuengung-altern-alterungsprozess-studie (13.08.2021)

15) https://www.welt.de/wissenschaft/article1610036/Wer_zu_viel_sitzt_altert_deutlich_schneller.html (29.01.2008)

16) Haintz, Michelle: Alleingeborener Zwilling: Hochsensibilität im neuen Licht, Selbstheilung in Liebe dank der Sternenkinder jenseits der Regenbogenbrücke, Angelina Schulze Verlag, Lengede 2017

17) Peipe, Kurt: Dem Leben auf den Fersen, Droemer Knaur, München 2008

18) Winter, Andreas, Der Berg des Lebens. Audiocoaching in: PowerCoaching. Stärke dein Selbst!, Mankau Verlag, Murnau 2020

19) Sendung: »Rätselhafte Heilung. Wunder an den Grenzen der Medizin« von Joachim Faulstich, ARD, Wh. v. 15. November 2006

20) Zitiert nach http://de.wikipedia.org/wiki/Ei_des_Kolumbus (12.03.2021)

21) Zu Gast auf der roten Coach Nr. 023, https://youtu.be/Lse-zI09h-dM

22) https://www.n-tv.de/leute/Die-Zeit-war-reif-article19489.html; zuletzt aufgerufen am 4.11.21

23) Chopra, Deepak und Simon, David: Der Jugend-Faktor. Das Zehn-Stufen-Programm gegen das Altern, Lübbe Verlag, München 2002

Stichwortregister

Bücher, die den
Horizont erweitern

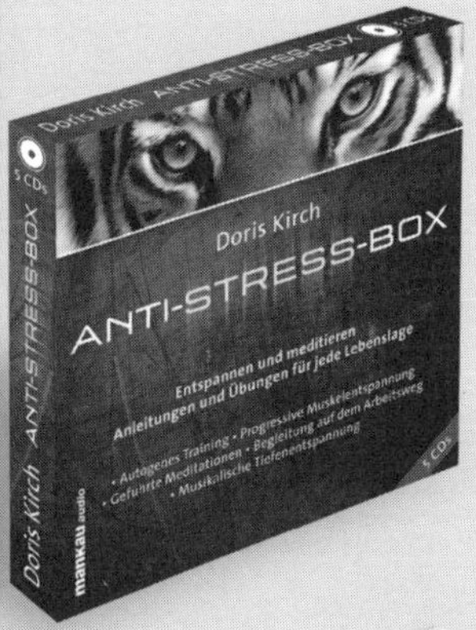

Doris Kirch

ANTI-STRESS-BOX (5 AUDIO-CDS)

Auch als Download erhältlich!

Entspannen und meditieren. Anleitungen und Übungen für jede Lebenslage

UVP 29,95 €
ISBN 978-3-938396-40-7

»Gut nachvollziehbare Anleitungen und die angenehme Stimme von Doris Kirch machen dem Stress schnell den Garaus.«
Hannoversche Allgemeine Zeitung

»Auftanken, entspannen, zur Ruhe kommen, Sand unter den Füßen spüren ... Urlaubsgefühl. Das kann man jeden Tag genießen: mit den Meditationen von Doris Kirch (...) – locker bleiben kann gelernt werden.« praxis+recht

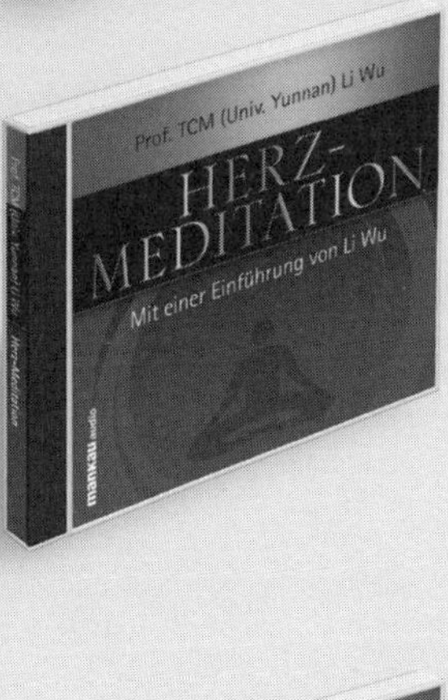

Prof. TCM (Univ. Yunnan) Li Wu

HERZ-MEDITATION (AUDIO-CD)

Auch als Download erhältlich!

Mit einer Einführung von Li Wu

UVP 12,95 €
ISBN 978-3-938396-71-1

Die Herz-Meditation ist eine spirituelle Technik, die in früherer Zeit nur durch mündliche Überlieferung weitergegeben und von den chinesischen Schamanen geheim gehalten wurde. Sie stärkt die Kraft, seelisch, geistig oder spirituell miteinander zu verschmelzen und zugleich dem Objekt der Liebe die Freiheit zu geben, es nicht zu vereinnahmen oder in Besitz zu nehmen – es nur zu lieben. Nach einer gewissen Übungszeit werden Sie erleben, wie sich Energie in Ihr Herz ergießt und von hier aus in alle Körperteile lenken lässt. So können Sie die Herz-Meditation auch jederzeit für eine Heilbehandlung einsetzen.

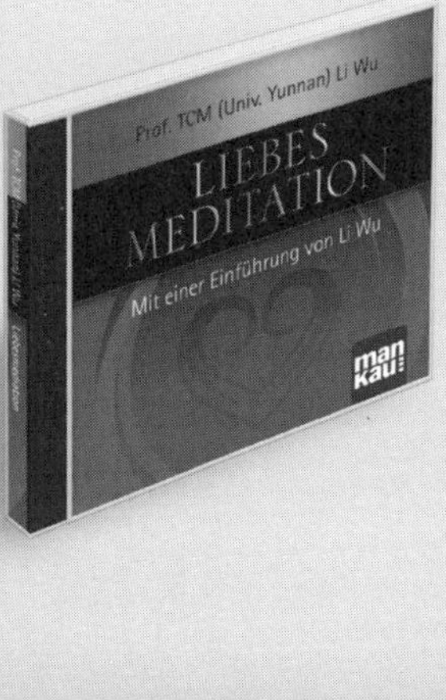

Prof. TCM (Univ. Yunnan) Li Wu

LIEBESMEDITATION (AUDIO-CD)

Auch als Download erhältlich!

Mit einer Einführung von Li Wu

UVP 12,95 €
ISBN 978-3-86374-188-4

Die Liebesmeditation bedient sich verschiedener Techniken des Qi Gong und der Bittentherapie, wie sie in der Traditionellen Chinesischen Medizin seit über 3.000 Jahren praktiziert werden. Ausgehend vom kontrollierten Atem geht es in der Liebesmeditation um die innere Sammlung, bei der Körper, Geist und Seele eine deutliche Stärkung erfahren. Die Liebesmeditation hilft uns ferner, wieder zu unserem Ursprung, zu unserer Mitte zu finden. Sie stärkt die Kraft, seelisch, geistig oder spirituell miteinander zu verschmelzen und dabei dem Objekt der Liebe die Freiheit zu lassen, es nicht zu vereinnahmen oder in Besitz zu nehmen – es nur zu lieben.